Hubertus R. Hommel

# Manipulative Therapien der Integrativen Medizin: Akupunktur, Akupressur, Neuraltherapie

GRIN Verlag

**Bibliografische Information der Deutschen Nationalbibliothek:**

Die Deutsche Bibliothek verzeichnet diese Publikation in der Deutschen National-
bibliografie; detaillierte bibliografische Daten sind im Internet über http://dnb.d-
nb.de/ abrufbar.



**Impressum:**

Copyright © 2007 GRIN Verlag GmbH
Druck und Bindung: Books on Demand GmbH, Norderstedt Germany
ISBN: 978-3-640-18549-8

**Dieses Buch bei GRIN:**

http://www.grin.com/de/e-book/116739/manipulative-therapien-der-integrativen-
medizin-akupunktur-akupressur

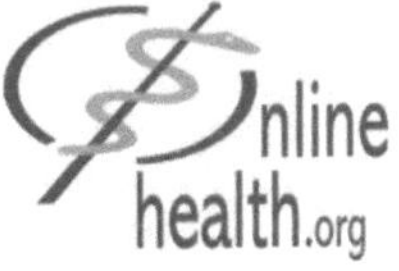

# Manipulative Therapien der Integrativen Medizin

## Akupunktur, Akupressur, Neuraltherapie

**Autor: Dr. R. Hubertus Hommel**                    **Aktualisiert am 2007-11-30**

*Der Begriff „Manipulation" steht im Zusammenhang der lateinischen „manus" für „Hand", im mittelalterlichen Latein entstand nach einer Heiligen-Legende das Verb „manipulare" im Sinne des Führens eines Blinden an der Hand. Im frankophonen Raum entwickelten sich die heute verwendeten Sinngebungen. Diese unterliegen allerdings, trotz damit verbundenen positiven Vorstellungen in der Ausübung praktischer Tätigkeiten in kunstgerechter Handhabung, selbst im themenfreien Raum einer grundsätzlich negativen Grundbewertung. Solche pauschal pejorative Beurteilungen beruhen vor allem auf den vielfältigen, teils historischen Erfahrungen verschiedener Kulturen und Zivilisationen, in denen über gezielte Einflussnahme die Durchsetzung der Interessen Einzelner der sozialen und personalen Autonomie einer Gemeinschaft übergeordnet werden. Aus diesen einseitigen, intensiven, meistens „indirekten" Beeinflussungen in der Steuerung und Prägung des Denkens, Fühlens und Verhaltens können restriktive Einschränkungen der individuellen Lebensführung resultieren, um sich schließlich auf der biopsychosozialen Ebene des jeweils Betroffenen zu manifestieren. Dessen ungeachtet unterliegt das tägliche Leben zur Meinungsbildung und in der Kommunikation ohnehin permanent verschiedenen, weniger offensichtlichen Einflüssen. Grundsätzlich ist jegliches Weltbild manipulativ gestaltet, die medialen Informationen über Sprache, Schrift und Bilder vermitteln nur Ausschnitte einer Realität, die, gegebenenfalls in gegenseitiger Kommunikation bestärkt, zu subjektiven, emotional induzierten Blickwinkeln und Verhaltensweisen führen. Positive Erkenntnisse manifestieren sich ebenfalls über Kommunikation. Generell können Einflussnahmen authentische Individualitäten beeinträchtigen, indem sie sämtliche Lebensbereiche erfassen, haben sie allerdings Normalitätscharakter.*

*Tatsächlich ist Manipulation eine Beeinflussungsform, aber nicht jede Beeinflussung Manipulation. Erziehung, religiöse Predigten sowie Therapien nehmen ebenfalls Einfluss, jedoch auf der Grundlage ethisch anerkannter Motivation. In der praktischen Anwendung gilt diese Bewertung für die Medizin schlechthin, indem sie bestehende somatische, psychische Zustände und deren mögliche Auswirkungen beeinflusst, in dem Bestreben, über therapeutischen Einsatz sie zum Wohle des jeweiligen Patienten zu ändern oder auch zu festigen. Hierunter fallen alle durch die herkömmliche Medizin validierten Maßnahmen von Kopf bis Fuß, als „direkte" Manipulationen. Unter diesem Aspekt werden daher selbst im cerebralen Persönlichkeitszentrum erforderliche Maßnahmen zur Beeinflussung biochemischer Konstellationen in den neuronalen Wechselwirkungsbeziehungen der Hirnaktivitäten akzeptiert. Unter der Bewertung der Festigung der Persönlichkeitsstruktur vor ethischem Hintergrund gilt dies auch für psychotherapeutische Verfahren.*

*Spranger hat in der Projektbeschreibung 2008 den britischen Vorschlag zur Unterteilung der Komplementären und integrativen Therapieverfahren übernommen und katalogisiert. Danach sind Beurteilungen ebenso maßgeblich für praktische, manuelle und manipulative somatische Therapien, soweit sie die Bewertungen in EbM (evidence based medicine), EbM-elected sowie non-EbM. erfüllen. Demnach bezeichnet EbM in rationaler klinischer Auswahlentscheidung als Qualitätsmerkmal Behandlungsmaßnahmen mit statistisch belegtem Wirkungsnachweis, um hierzu sämtliche Therapien ins Verhältnis zu setzen. In der weiteren Untergliederung erfasst EbM-elected Verfahren, deren Qualitätssicherungen sich der evidenzbasierten Medizin annähern. Die unter Non-EbM subsumierten Verfahren schließlich stützen sich auf die Empirik vieler Erfolgsmerkmale und können gegebenenfalls einen Übergang in die EbM-elected finden.*


## Inhaltsübersicht

# Sozialimmanente Manipulationen als Steuerungselemente in der Medizin

*Manipulation* definiert sich als „bewusster und gezielter Einfluss auf Menschen ohne deren Wissen und oft gegen deren Willen". Entsprechend ist Einflussnahme generell motivationsgesteuert, sei sie zum intendierten Wohle des Manipulators, oder dem vorgeblichen oder auch tatsächlichen des Manipulierten. Damit umfasst sie sämtliche Lebensbereiche, vom einfachsten zwischenmenschlichen Kommunikationsverhalten bis zur gezielten Fremdbestimmung.

Aus sozialer Sicht identifiziert sich der Begriff *manipulativ* ambivalent, *Manipulationen* werden als Eingriff in die individuelle Autarkie begriffen und somit als generell unmoralisch qualifiziert. Des ungeachtet sind Manipulationen der Bevölkerungs-, Sozial- und Altersstruktur einer Gesellschaft durch staatliche Maßnahmen wie Eugenik, Einwanderungsgesetzgebung, Ausländerrecht, Geburtenkontrolle, Familienförderung usw. unverzichtbar.

*K. Popper* verwendete hierfür den Begriff *social engineering*, als Synonym für zielgerichtete Anstrengungen zur Schaffung oder Verbesserung gesellschaftlicher Strukturen. Allerdings kritisierte *K. Popper* die Vorstellung, man könne sich zuerst eine ideale Gesellschaft vorstellen und dann daran gehen, dieses Ideal zu verwirklichen.

Das von ihm befürwortete *social engineering* besteht darin, durch die Schaffung geeigneter Institutionen jeweils nur in Teilbereiche der Gesellschaft einzugreifen, um konkrete Probleme zu lösen.

Social engineering unterstellt ein wissenschaftliche Erkenntnisse einbeziehendes, zweckorientiertes und eher *technokratisches* Vorgehen.

Unter *Technokratie* versteht man ein Interaktions- bzw. Gesellschaftsmodell, in dem nicht die Bedürfnisse von Individuen und Kollektiven über Handlungsabläufe bestimmen, sondern ausschließlich vorhandene technische Möglichkeiten. Die theoretischen Konzepte der Technokratie bezeichnet man als *Technokratismus*.

Ein Merkmal des Technokratismus sind auf Sachzwängen aufgebaute Argumentationsmuster, bei denen Sozial- und Bedürfnisorientierung unbeachtet bleiben.

Das Konzept der Technokratie wurde von dem amerikanischen Soziologen *Th. Veblen* erfunden, in Anlehnung an den *Governator* von *N. Wiener*.

*N. Wiener* zeigte die Gleichwertigkeit der strukturellen Eigenschaften in technischen, biologischen und gesellschaftlichen Systemen und schuf die Grundbegriffe der *Kybernetik*.

Die bislang beschriebenen, ursprünglich primär auf soziale Gefüge zielenden, manipulativen Handlungsabläufe lassen sich ebenso auf die *Paradigmen* der nach dem Maschinenmodell morphologisch orientierten *Konventionellen Medizin* transponieren, wie auf die der auf Kybernetik und Systemtheorie basierenden informationsgesteuerten *Regulationsmedizin*. Bei dieser sollen Beispiele von Steuerungs- und Regelmechanismen die Darstellung der Gültigkeit des jeweiligen

Konzeptes einschlägig belegen. Die Standpunkte der beiden medizinischen Theoreme manifestieren sich in den entsprechenden unterschiedlich postulierten therapeutischen Prinzipien.

Die *Herkömmliche Medizin* deduziert die Identifizierung zur Monopolisierung aus ihrem offiziellen Anspruch einer evidenzbasierten Medizin EbM (*E*vidence *b*ased *M*edicine) auf den Grundlagen der Naturwissenschaftlichkeit.

Dem steht das Urteil des Bundesverfassungsgerichtes entgegen; demnach ist als wissenschaftlich anzusehen und zu schützen „[...] jede wissenschaftliche Tätigkeit d.h. auf alles, was als Inhalt und Form als ernsthafter planmäßiger Versuch zur Ermittlung der Wahrheit anzusehen ist. Dies folgt unmittelbar aus der prinzipiellen Unabgeschlossenheit jeglicher wissenschaftlichen Erkenntnis. (BVerfGE 35, 79 – Hochschulurteil)“

Somit ist ein ständig schwelender Diskussionspunkt zwischen den beiden Medizinen die Aberkennung wissenschaftlicher Kompetenz *Unkonventioneller Verfahren*.

Verallgemeinernd auf die paradigmatischen Essenzen reduziert, basieren die Methoden der *Konventionellen Therapien* auf *externen Steuerungen*, wobei sich *Steuerung* generell als Beeinflussung einer Größe über den vorgeplanten und somit kontrollierten Ablauf einer Veränderung definiert. Als gezielte manipulative Maßnahmen greift sie in definierte physiologische Vorgänge, zur methodischen Reparatur struktureller Defekte. Hierbei orientiert sie sich am pathophysiologischen Status eines abgeschlossenen isolierten Systems.

Bezogen auf soziale Systeme entspricht dieses Vorgehen dem *social engineering* nach *K. Popper*, jedoch unter *technokratischen* Grundsätzen.


Die *Unkonventionellen Behandlungsmaßnahmen* beziehen sich auf das Grundprinzip der autonomen informationsgesteuerten *Regelung* über *Rückkopplung*. *Rückkoppelung* bezeichnet generell ein System, dessen Ausgangsgröße auf die Eingangsgröße modellierend rückwirkt.

Beim *Regelkreisprinzip* biologischer Systeme handelt es sich um Gegenkoppelungen im Sinne negativer Rückkoppelungen, indem die Ausgangsgröße hemmend auf die Eingangsgröße wirkt (Abb.1).

# Regelkreis mit negativer Rückkopplung

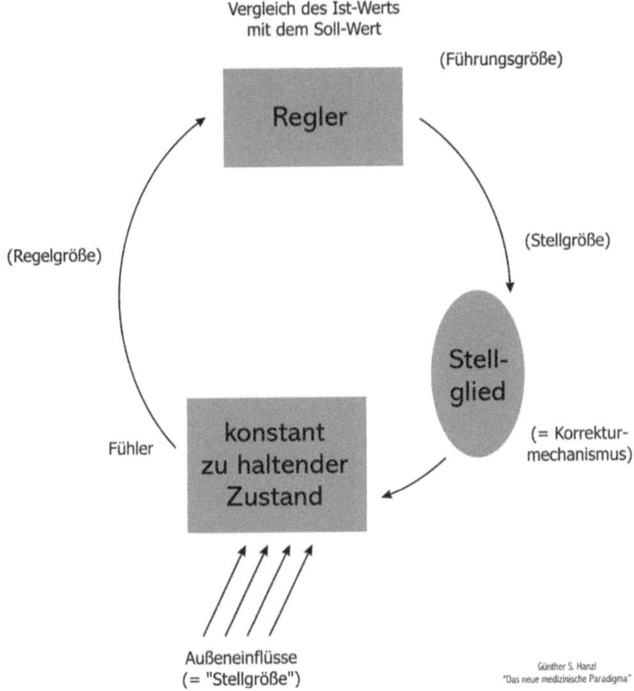


Abb1.

Nach diesem Modell beziehen sich in der *Unkonventionellen Regulationsmedizin manipulative Therapien* auf *Autoregulationsmechanismen*, indem im Störfall durch extern induzierte Steuerung die Regelautonomie durch zeitlich begrenzte, dem Individualfall entsprechende, multimodale Therapiekonzepte unterstützt wird.

Dieses Vorgehen entspricht dem kybernetischen Gedankengut nach *N. Wiener* in Kontrolle und Information.

Derart medizinisch motivierte Manipulationen für eine nachhaltige gesundheitliche Veränderung einer Zielperson erfüllen den grundsätzlichen Aspekt einer *Entwicklung*. Dies gilt auch für einen möglichen Fehlschlag, im Sinne einer Fehlentwicklung. Im Erfolgsfall erfährt diese Form der Einflussnahme eine positive handlungsorientierte Zuordnung entsprechend einem „kunstgerechten und geschickten Handgriff".

## Philosophische und wissenschaftstheoretische Aspekte der Chinesischen Medizin 中國傳統醫學

Die *Herkömmliche Westliche Medizin* und die *Klassische Chinesische Medizin* als auch *TCM* (*Traditionelle Chinesische Medizin*) unterscheiden sich wesentlich in ihren Weltbildern, ihrem Denken und daraus resultierend in Wissenschaft und Therapie. Die *TCM* ist eine vereinfachte und zusammengefasste Version der *Klassischen Chinesischen Medizin*, nach den Vorgaben der chinesischen Kulturrevolution in den 1950er-Jahren auf Anordnung von *Mao Zedong*. Im Folgenden wird übergreifend die *Chinesische Medizin* als Subsumtion für Beide stehen.

Während die *Westliche Medizin* primär als reaktive Antwort auf pragmatische Erfordernisse entstanden war und sich nach diesen kausalen Aspekten immer noch weiter entwickelt, hatte sich die *Chinesische Medizin* vor etwa 2400 Jahren als ein wissenschaftliches System auf philosophischer Basis konstituiert.

Die *Westliche Medizin* orientiert sich in der Fixierung der Bewertungskriterien zur Beurteilung zu ihr Unkonventioneller Verfahren an den Naturwissenschaften und deren Methoden der Grundlagenforschungen, um putativ evolutionäre Muster aus den Wissenschaftsparadigmen zu eliminieren, die einen *neutralen Standpunkt* bei der Beurteilung von Krankheit und Therapie beeinflussen könnten. Allerdings unterliegen die daraus resultierenden Evalvationen der grundsätzlichen inzestuösen Problematik aller Wissenschaften in der Autoevaluierung ihrer eigenen Methoden und Verfahren.

Ein verständnisinniger Zugang zu fernöstlichen Denkansätzen fällt daher der *Westlichen Medizin* ihrer somatisch bezogenen kausalanalytischen Logik entsprechend schwer, umgekehrt hat die *Chinesische Medizin* keine Probleme mit der Akzeptanz westlicher Denkschemata.

Der herkömmliche westliche unilaterale Blickwinkel ist daher zur Beurteilung der Chinesischen Medizin nicht geeignet, zur Sinnfälligkeit von sich dem eigenen Verständnis entziehenden Theorien, ist deren Spiegelung aus mehreren Blickwinkeln auf die eigenen Prinzipien erforderlich. Ein Zugang zu sich aus westlicher Sicht nicht immer darstellbaren Realitätsebenen ist demnach generell über *4 komplementäre Modalitäten* möglich. Eine Hierarchisierung besteht nicht (Tab.1).

| Blick-<br>Winkel | Vorkommen | Charakter |
|---|---|---|
| 1 | klassische Natur-<br>wissenschaften | logisch/systematisch |
| 2 | Chaosforschung<br>Sozialwissenschaft | dynamisch/systemisch |
| 3 | Geisteswissenschaft | konstruk-/symbolisch<br>tivistisch |
| 4 | Sprirtualität | holistisch/symbiotisch |

Tab.1

Die *Chinesische Medizin* erfüllt grundsätzlich alle Anforderungen an eine exakte Wissenschaft, wenn auch in Inkongruenz zur westlichen. Sie verfügt über ein *eindeutiges Vokabular*, das nach bestimmten Regeln zu einem in sich *widerspruchsfreien System* vernetzt ist, sie nutzt spezifische *empirische Beobachtungs- und Diagnoseverfahren*, mit daraus rational schlüssigen und jederzeit *reproduzierbar* resultierenden Therapien.

Die *Westliche Medizin* konzentriert ihren wissenschaftlichen Anspruch primär auf den Körper und dessen Strukturen, mit dem alleinigen Ansatz einer ausschließlich nach Objektivität und Reproduzierbarkeit unter monokausaler Fokussierung ausgerichteten Forschung nach Ursache und Wirkung. Somit ist die grundlegende Disziplin die Anatomie, mit den ihr eigenen Strukturen.

Krankheiten werden daher meistens erst erkannt, wenn sie zu materiell nachweisbaren Veränderungen geführt haben. Folglich werden der Krankheitsentstehung vorwiegend materielle Ursachen adjungiert, unter weitgehender Vernachlässigung amaterieller Einflüsse.

Die sich hieraus ergebenden systematischen Anwendungen kausalanalytischer Pragmatik haben zu immensen Fortschritten in der Akut- und Notfallmedizin sowie ganz wesentlichen Erfolgen in der Epidemiologie geführt.

Die Heilung funktioneller und chronischer Leiden, bedingt durch subtoxische Umweltbelastungen, psychische Überlastungen, Beeinträchtigungen des sozialen Milieus, prosperitär bedingte Defizite in Soma und Psyche, und weitere ähnlicher unspezifischer Faktoren bleibt hiervon jedoch unberührt.

Dies ist wiederum die Domäne der *Chinesischen Medizin*, wogegen epidemiologische Ausbreitungen von Krankheiten in China im Vergleich zum Westen in der Vergangenheit foudroyant verliefen, mit einem dementsprechenden Verfall der Gesundheit weiter Bevölkerungskreise.

Im Gegensatz zur *somatisch-kausalanalytisch* definierten *Westlichen Medizin* richtet sich die *Chinesische Medizin* nach *funktional-induktivsynthetischen* Gesichtspunkten.

Hierzu versteht sie den Menschen als ein System von Funktionskreisen, ohne zwingenden somatischen Bezug, sodass traditionelle chinesische Ärzte primär Funktionen, Bewegungen, Dynamik und Psyche beachten.

Diese Faktoren beeinflussen die Orthopathie, das *zheng*. Die *Orthopathie* beschreibt die Fähigkeit eines Individuums zur ausgeglichenen, harmonischen Aufrechterhaltung seiner Existenz. Ist das zheng stark bei mäßigen Umwelteinflüssen, bleibt der Mensch gesund. Im gegenteiligen Fall werden aus von den *gradlinigen* zheng-Funktionen einzelne Teile abgelenkt, die dann in schräger *xie*-Heteropathie verlaufen.

Vereinfachend ausgedrückt, befasst sich die *Chinesische Medizin* mit dem Erhalt der *Orthopathie* und der Behandlung von *Heteropathien* zur Restitution der *Orthopathie*.

Entsprechend des großen Repertoires an möglichen störenden Fehlfunktionen ist daher auch der diagnostische Umfang, indem die Orientierung der *Chinesischen Medizin* mit *induktiv-synthetischen* Parametern korrespondiert.

Der Begriff der *Induktion* wurde von *M. T. Cicero* in der Übersetzung des griechischen επαγωγή definiert, als Sammelbegriff für Verfahren zur Gewinnung allgemeiner Aussagen über einen spezifizierten Gegenstandsbereich. *J. S. Mill* entwickelte die sogenannte *Eliminationstheorie der Induktion*, in der allgemeine Aussagen über Ursachen dadurch gewonnen werden, dass man Einzelfälle auf Gemeinsamkeiten der Begleitumstände hin untersucht und letztere durch Hinzuziehen weiterer Einzelfälle schrittweise reduziert. Der verbleibende Rest wird dann als Ursache des fraglichen Phänomens bezeichnet.

*Synthetisch* steht im Gegensatz zu *analytisch*, die *Synthese* entstammt dem griechischen Wort für Zusammensetzung Σύνθεσις , nach Aristoteles ist sie die Verbindung einzelner Merkmale zu einem einheitlichen Begriff. Die traditionelle Philosophie interpretiert die *Synthese* als die Verbindung einer Vielheit von Bewusstseinseindrücken zu einer Wahrnehmungs-, Vorstellungs-, Begriffseinheit.

Entsprechend befasst sich die *induktivsynthetische* Wissenschaft einschließlich der *Chinesischen Medizin* mit der Bestimmung und Beeinflussung der Richtungen von Bewegungen, also mit Funktionen, weshalb sie für jeden beliebigen gegenwärtigen Ablauf eines Geschehens mindestens zwei, meistens jedoch eine größere Anzahl von Positionen und deren Beziehungen untereinander erwägen muss.

Die Mehrzahl dieser Beziehungen sind dem Individuum für jeden Moment seines Handelns vorgegeben, gemäß einem kosmischen Ordnungsprinzip, das sowohl die Natur mit ihren typischen Wesensarten, als auch die geographische, soziale Umwelt des Menschen einbindet.

Deshalb sieht die *taoistische Ethik xiushen* in der „Kultivierung der Persönlichkeit" die Einstimmung des Menschen auf den großen kosmischen Zusammenhang und komplementär dazu seine Einfügung in den sozialen Kontext. Das Individuum kann daher seine Persönlichkeit nur in der Harmonie mit den Kräften und Strebungen von Natur und Umwelt kultivieren und sein Karma verantwortlich mitgestalten.

Aufgrund der Einbindung der *Chinesischen Medizin* in ein *philosophisch* formiertes Weltbild lassen sich *rationale* Definitionen der sich fortlaufend ändernden Qualitäten des Individuums, der Umwelt, und damit auch der Wissenschaften selber nur schwer konstatieren.

Geschichtlich hat sich die *Philosophie* in Konkurrenz zum *Mythos* entwickelt. Das mythische Denken hat seine eigene Vernunft. Es ist eine einheitliche, in sich stimmige Denkform mit bestimmten, charakteristischen Zügen. *Philosophie* lässt sich gleichsetzen mit dem rationalen Denken (Tab.2).

| Komplementär | Westlich Konventionell |
|---|---|
| individuell | generell |
| subjektiv | objektiv |
| unikal | reproduzierbar (Statistik) |
| Befindlichkeit | Befund |
| Überinterpretation | Vernachlässigung von Hinweisen |
| „Aberglaube" | „harte Fakten" |
| falsche Hoffnung | falsche Hoffnungslosigkeit |
| Nutzen v. Zufall und Placebo | Zufall und Placebo negieren bzw. ausschalten |
| Symptom/Syndrom/ Disharmoniemuster | Eigentliche Ursache |
| analog, parallel | kausal, sequentiell (Wirksubstanz) |
| Krankes Individuum | Krankheit |
| Fokus innen (Immunsystem) | Fokus außen („Feind") |
| Verantwortung des Pat. | Verantwortung des Arztes |
| Selbstheilungskräfte, Selbstregulation | Arzt als Macher |
| abwarten/(zu)lassen | handeln, tun |
| passiv | aktiv |
| Medizin weitgehend unverändert | rascher Fortschritt der Methoden |
| Humoralpathologie, „Säftelehre" | Solidar-, Zellularpathologie |
| Energie | Materie |

Tab.2

Die *Westliche Konventionelle Medizin* ist z. Zt. nicht bereit, die *Chinesische Medizin* als eigenständiges Konzept anzuerkennen, bestenfalls als komplementär zu sich selbst.

Die *Chinesische Medizin* unterlag im eigenen Land bereits vor dem Bekanntwerden der modernen *Westlichen Medizin* einer Identitätskrise, vor allem die Akupunktur wurde zunehmend abgelehnt.. Dies resultierte vermutlich aus der allgemeinen Krise des konfuzianischen Denkens in den letzten drei, vier Jahrhunderten.

1822 wurde die Akupunktur offiziell für nicht mehr anwendbar erklärt.

Schließlich etablierte sich im Verlauf der Kolonisation die *Westliche Medizin* und wurde nach einschlägigen Erfolgen in der Seuchenbekämpfung zur *Offiziellen Medizin* erklärt.

Ab 1944 wurde jedoch die Chinesische Medizin rehabilitiert und als *TCM (Traditionelle Chinesische Medizin)* durch *Mao Zedong* etabliert.

Es handelt sich bei der *TCM* um klassische Praktiken bei vereinfachten diagnostischen Aufwand. Als Gegensatz zur aufwendigen *Klassischen Chinesischen Medizin* und ihren umfangreichen philosophischen Paradigmen, sollte die *TCM* zunächst eine flächendeckende und breitgestreute medizinische Versorgung gewährleisten.

Im modernen China beansprucht die *TCM* ein Drittel der medizinischen Versorgung, in allen größeren Städten gibt es *TCM*-Krankenhäuser. Zusätzlich ist vielen westlich orientierten Krankenhäusern eine Abteilung für *TCM* angeschlossen.

Generell werden ca. 80% der *TCM*-Patienten mit der traditionellen Pharmakologie behandelt, bei den restlichen 20% wird vorzugsweise Akupunktur angewendet.

80% der Ärzte werden nach westlichem Standard ausgebildet, müssen jedoch über 2 Semester zusätzlich die Grundlagen der *TCM* erlernen.

In einigen medizinischen Hochschulen und Institutionen wird nach einem eher integrativen Konzept gelehrt, in das alte Arzneidrogen, Heilverfahren und Ideen aufgenommen werden, die sich unter naturwissenschaftlichen Gesichtspunkten bewähren. Am Ende dieses sicherlich langfristigen Prozesses könnte dann eine sogenannte *Weltmedizin* stehen, die das Beste aus fernöstlicher und westlicher Medizin vereint.

## Akupunktur 針灸

Die Ursprünge der *Akupunktur* reichen zurück bis 10 000 Jahre v. Chr., als man begann, mit Steinnadeln Schmerzen zu lindern und Abszesse zu drainieren. Goldene und silberne Metallnadeln zur gezielten Anwendung nach dem Polarisationssystem von Yin und Yang wurden in einem Fürstengrab aus der Han-Dynastie aus dem 2. Jh. v. Chr. entdeckt.

Noch früher werden die Anfänge der Moxibustion datiert, als man nach der Entdeckung des Feuers damit begonnen hatte, angezündete Blätter über schmerzhafte Körperstellen zu applizieren.

Die auch im Laienbereich gängige Bezeichnung *Akupunktur* entstand gegen Ende des 17. Jahrhunderts aus den lateinischen Worten *acus* für Nadel und *pungere* für stechen. Damit hatten in Peking missionierende Jesuitenmönche ihre Beobachtungen beschrieben, wie chinesische Ärzte Krankheiten behandelten, indem sie ihren Patienten Nadeln in den Körper stachen. Tatsächlich beschränkt sich die chinesische Medizin jedoch niemals auf die ausschließliche Anwendung von Nadeln, die *Akupunktur* ist Bestandteil des *zhenjiu*, dem *Nadeln und Moxen.*

Das chinesische Wort *zhen* bedeutet als Substantiv *Nadel* oder als Verb, *nadeln*, das Stechen mit einer Nadel, die Anwendung einer Nadel, das Hinweisen auf einen feinen Punkt mit einer Nadel usw.

*Jiu* bezieht sich ausnahmslos auf die medizinische Technik des *Abbrennens* von *Artemisia-Kraut* (Beifuß) an einem *Punkt der Körperoberfläche*, eine ausschließlich therapeutische Maßnahme, deren moderne Entsprechung sich im aus dem Japanischen eingebürgerten *Moxa* findet.

*M. Porkert* nennt daher die Akupunktur *Aku-Moxi-Therapie.*

Die *Aku-Moxi-Therapie* wird als *äußere Therapie* bezeichnet, da sie über an der Körperoberfläche liegende *Reizpunkte* (*Foramina*) von Außen energetischen Einfluss auf bestimmte *Funktionskreise* nimmt.

Als *innere Therapie* gilt die Verabreichung rezeptierter Medikamente, da sie aus dem Körperinneren wirken. *Innere* und *äußere* Therapie ergänzen einander.

Unverzichtbare Grundlage der *Aku-Moxi-Therapie* ist eine eingehende Diagnostik auf der Basis der *Chinesischen Medizin*, mit ihrem Meridiansystem aus 12 paarigen *Hauptmeridianen* in 3 Umläufen, 8 *außerordentlichen Meridianen* und weiteren *Nebenmeridianen.*

Im 17. Jahrhundert kam die *chinesische Akupunktur* durch französische Missionare nach Europa.


*Europäische* und *chinesische Akupunktur* haben jedoch per se grundsätzlich nichts miteinander zu tun. In der *europäischen Akupunktur* werden neben der Reizsetzung in definierte Akupunkturpunkte oft nur die „Davos-Punkte" gestochen, nämlich „da, wo's weh tut". Diese entsprechen den Triggerpunkten der Schmerztherapie. Die Indikationen für die *Akupunktur* sind nach Studienergebnissen von der *WHO* (Weltgesundheitsorganisation) festgelegt.

Dass Akupunktur keine ausschließlich chinesische Erfindung ist, sondern wohl hiervon unabhängig schon früh in anderen Kulturen praktiziert wurde, erbrachten 1998 Untersuchungen eines Forscherteams der Universität Graz an der 5200 Jahre alten mumifizierten Leiche (*Ötzi*) aus dem Eis vom Hauslabjoch in den Ötztaler Alpen. Deren Ergebnisse gelten als Nachweise für eine frühe „*mitteleuropäische Akupunktur*". Aufgrund der exakt erhobenen Messdaten von Tätowierungen an Bein und Rücken der Leiche konnten Vergleiche mit der heute üblichen *Akupunktur* erstellt werden. Die Mumie weist über diese Tätowierungen nicht nur eine einfache lokale *Akupunktur* an Schmerzpunkten auf, sondern gibt auch Hinweise für eine bereits weit entwickelte Form der *Akupunktur*. Offensichtlich wurden schon damals *Meisterpunkte* zusätzlich zu lokalen Akupunkturpunkten eingesetzt und eine konstitutionelle *Akupunktur* praktiziert. *Meisterpunkte* beziehen sich auf eine einzige Symptomatik oder einen Symptomenkomplex wie z.B. Tonsillitiden oder Gefäßerkrankungen. Man fand an der Außenhaut der Mumie 47 Tätowierungsstellen, die zu einem hohen Prozentsatz genau an den Stellen liegen, die auch heute noch bei Kreuz- und Gelenksschmerzen gestochen werden. Untersuchungen wiesen an *Ötzi* arthrotische Veränderungen im Lumbalbereich und an den Beingelenken nach.

Da angenommen werden kann, dass diese *Akupunktur* eine gewisse Entwicklungszeit brauchte, um auf das beim *Ötzi* vorliegende Niveau zu gelangen, muss deren zeitlicher Ursprung sehr viel weiter als 5200 Jahre zurückliegen.

**Ohrakupunktur**

Eine junge *westliche Variante* der Traditionellen Chinesischen Akupunktur ist die *Ohrakupunktur*, als wichtigste Behandlungsmethode der *Aurikulotherapie*.

Diese setzt sich aus 4 Bestandteilen zusammen, der *Ohrakupunktur*, der *Ohrmassage*, der *Laserbehandlung* der Ohrmuschel und der Behandlung der Ohrmuschel mit schwachem *elektrischen Strom*.

Eine rein chinesische Ohrakupunktur hat es nur während der Tang-Dynastie (618-907) gegeben, sie wurde jedoch zugunsten der Körperakupunktur aufgegeben. Aus dieser Zeit sind 20 Ohrpunkte bekannt. Die heute übliche *Ohrakupunktur* ist eine eigenständige, europäische Methode. Sie postuliert, dass verschiedene Ohrregionen bestimmten Körperorganen zuzuordnen sind und letztlich so der gesamte Organismus entsprechenden *somatotopischen* Prinzipien (σῶμα: griechisch: *Körper*, τόπος: griechisch: *Ort*) in Resonanz zum *Homunkulus* am Ohr abgebildet ist (Abb.2).

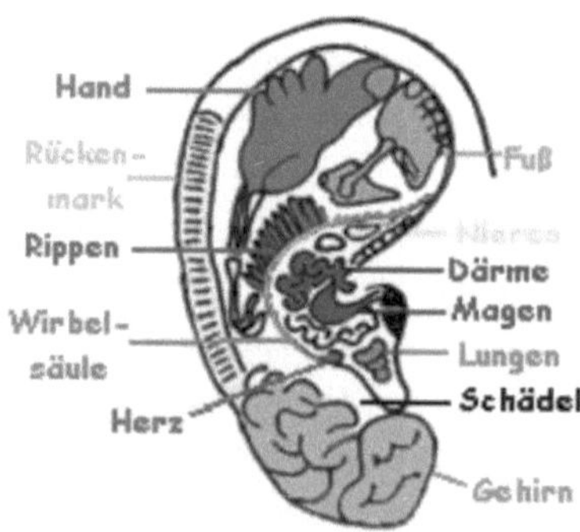


Abb.2

Die *Ohrakupunktur* entstand in den 50er Jahren durch *P. Nogier* und basiert auf einem klaren, pragmatischen System, das in seiner Vielfalt an die klassische Akupunktur heranreicht. Ihre Wirkungsweise und Anwendungsbereiche sind denen der Akupunktur ähnlich, indem empfindliche

Punkte am Ohr durch Nadelreiz stimuliert werden. Im Gegensatz zur Akupunktur ist jedoch nur ein gestörter Punkt nachweisbar. Die Ohrakupunktur bietet den Vorteil, dass aufgrund der Somatotopien mit einer Spezialtechnik auch Diagnostik betrieben werden kann, dabei gelingt es, Störherde aufzudecken, Giftstoffbelastungen zu erkennen und Vitamin-, Mineralstoff und Spurenelementmängel zu diagnostizieren.

Ihre Wirkungsweise erklärt sich, ähnlich wie in der Akupunktur durch die Ausschüttung von Transmittersubstanzen, andererseits existieren aber auch direkte Verbindungen von der Ohrmuschel zu Strukturen des ZNS (Zentralnervensystems), sodass die Ohrakupunktur außer zur Therapie von Schmerzen, Allergien, Asthma usw. auch bei Suchterkrankungen (z.B. Alkohol, Medikamente, Nikotin, usw.) empfohlen wird.


**Akupunkturpunkte**

Unter *Akupunktur* versteht man eine Therapie über ausgewählte *Punkte* der Haut und tiefer gelegene Gewebsschichten. Es sind über 1000 Punkte bekannt, viele davon auch außerhalb der *Leitbahnen*. Allerdings finden aber in der Praxis nur etwa 200-250 regelmäßig Anwendung. Diese *Akupunkturpunkte* lassen sich entsprechend chinesischer Aufzeichnungen gemäß der Chinesischen Medizin sowie empirischer Erfolgskontrollen zwar verbindlich lokalisieren (Abb.3), wissenschaftliche Belege über ihre Struktur und Anatomie standen jedoch lange aus. Heute scheint das morphologische Substrat der Akupunkturpunkte gesichert. *H. Heine* konnte nachweisen, dass es jeweils durch die Durchtrittsstelle eines die oberflächliche Hautfascie durchbrechenden Gefäß-Nerven-Bündels repräsentiert wird. Dieses Gefäß-Nerven-Bündel ist in lockeres Bindegewebe eingebettet und dient der Versorgung des Unterhautbindegewebes. Dies gilt für alle Körperbereiche mit *fasciae superficiales,* was nach H. Heine auf etwa 80% der Akupunkturpunkte zutrifft. Im Bereich der Akren, an denen keine oberflächlichen Körperfascien vorhanden sind, durchstoßen die Gefäß-Nerven-Bündel die in der Dorsalaponeurose endenden Sehnen der Extensoren.

Somit ist der Akupunkturpunkt eigentlich ein *Foramen*, entsprechend der chinesischen Bezeichnung *xue wei.*

*G. Kellner* fand zudem signifikante Häufungen von Meissner-Endkörperchen an Akupunkturpunkten. Nach *M. Zimmermann*, und durch *H. Heine* bestätigt, ist die Zahl der somatoviszerosensiblen Axone in Akupunkturpunkten um etwa das 5-fache gegenüber nicht Akupunkturpunkt-Gefäßabschnitten erhöht.

Sämtliche morphologische Strukturen der Akupunkturpunkte wurden konfirmiert durch *K. U. Benner* und *D. Draehmpaehl*, der die gleiche Morphologie bei Tieren entdeckte. Da alle diese Strukturen auf der Hautoberfläche durch einen Punkt repräsentiert werden, besteht weiterhin die Bezeichnung *Akupunkturpunkt.*

Diese Struktur ist vermutlich auch die Voraussetzung für die gegenüber der umgebenden Haut erhöhte elektrische Leitfähigkeit von *Akupunkturpunkten* bzw. erniedrigten Widerstand, es lässt sich eine

Potentialdifferenz von bis zu 60mV zur umgebenden Haut nachweisen. Ursache dafür dürften nach *R. O. Becker* und *M. Reichnaamis* die wasserreiche Grundsubstanz des Gefäß-Nerven-Bündels sein, sowie der hohe elektrische Widerstand der Fascien.

*A. Pischinger et al.* sehen das weiche Bindegewebe mit der extrazellulären Flüssigkeit als humoral-vegetatives „Grundregulationssystem" und somit für alle Funktionsabläufe im Organismus als „Träger des Nerven- und Ernährungsstromes". Die etwa zur gleichen Zeit durch *N. Wiener* entwickelte Kybernetik und Entwicklung der Theorie der „Thermodynamik energetisch offener Systeme" haben gezeigt, dass biologische Systeme keine Linearität haben, sondern hoch vernetzt sind und nach *L. v. Bertalanffy* einem biologischen Fließgleichgewicht unterliegen. Daher können Druck- und Volumenschwankungen an Gefäßen, Fascien, Muskulatur und Bindegewebe über die scharf umschriebene Fascienperforation eines *Akupunkturpunktes* Einwirkungen auf spezifische hierzu in *Wechselwirkung* befindliche Funktionskreise und somit letztlich auf das Regulationsverhalten insgesamt Einfluss nehmen.

Solche *Wechselbeziehungen* zwischen Körperoberfläche und inneren Organen werden in China aufgrund empirisch gewonnener Erkenntnisse seit dem Erscheinen des *Nei King* im Jahre 2800 v.Chr. praktiziert. Nach *G. Kampik* sind deshalb „*Akupunkturpunkte* empirisch gefundene Hautpunkte, die durch feine „Kanäle" mit den tiefer gelegenen *Meridianen* und Gewebsschichten sowie Körperorganen in Verbindung stehen." (Abb.3).

Aus der Sicht der Konventionellen *Westlichen Medizin* findet man den Zugang zur Akupunktur am ehesten über die Wechselbeziehungen zwischen inneren Organen und Arealen der Körperoberfläche, wie sie von *H. Head* beobachtet wurden. Diese Wechselwirkungen äußern sich an sogenannten *Dermatomen*, deren sensible Innervation aus denselben *Rückenmarkssegmenten* kommt, deren vegetativer Versorgung bestimmte innere Organe zuzuordnen sind. Mit *Rückenmarkssegmenten* werden die zu den 31 Spinalnervenpaaren gehörenden Abschnitte des Rückenmarks bezeichnet. Diese Gewebsbereiche sind jedoch nicht makroskopisch gegeneinander abgegrenzt. Nach *Ch. S. Sherrington* wird ein *Dermatom* von zwei bis drei benachbarten *Rückenmarkssegmenten* innerviert, sodass sich die Innervationsabschnitte der sensiblen Wurzeln im *Dermatom* nach kranial und kaudal überlagern können.

Bei Erkrankung dieser segmental zugeordneten Organe finden sich in der entsprechenden *Head*schen *Zone* Hyperästhesie, Hyperalgesie sowie einschlägige Veränderungen des Muskeltonus. Neurophysiologisch führen die kutiviszeralen und viszerokutanen Reflexwege über die Rr. communicantes albi et grisei. Auf derselben neurophysiologischen Grundlage beruht die „Übertragung" von Schmerzen eines inneren Organs auf segmental zugehörige Muskelzonen nach *J. Mackenzie.*

*G. König* und *I. Wancura* übertrugen in Relation zu Embryologie und Segmentlehre, Verhaltensforschung und psychosomatischer Medizin, Zuordnungen der *Akupunkturpunkte* zu Spinalnerven bzw. Segmenten und dementsprechender kutiviszeraler *Informationsübermittlung.*

Die Nadelung eines *Akupunkturpunktes*, im Sinne einer geringen Irritation des betreffenden Gewebes, setzt das gesamte Reaktionssystem als zunächst unspezifisches Grundregulationssystem in Bewegung. *A. Pischinger* spricht „vom Stichphänomen, das den Ganzheitscharakter des Grundsystems manifestiert."

## Meridiane

Die *Chinesische Medizin* kennt zusätzlich der Blutgefäße, Nerven und Lymphbahnen, die den Körper in geregelter Funktionsanordnung durchziehen, das sogenannte *Meridiansystem* (Abb.3). Abbildungen dieser Verlaufsrichtungen erinnerten europäische Ärzte an die geographischen Längengrade der Erdkugel, woraus die Bezeichnung „Meridian" entstand. Mittlerweile wird hierfür zunehmend der Begriff *Leitbahnen* verwendet.

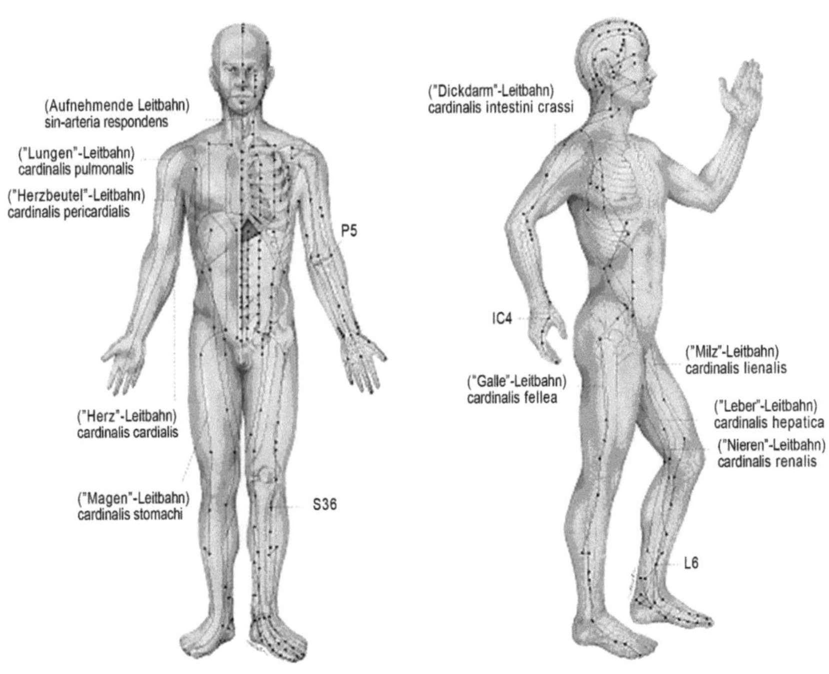

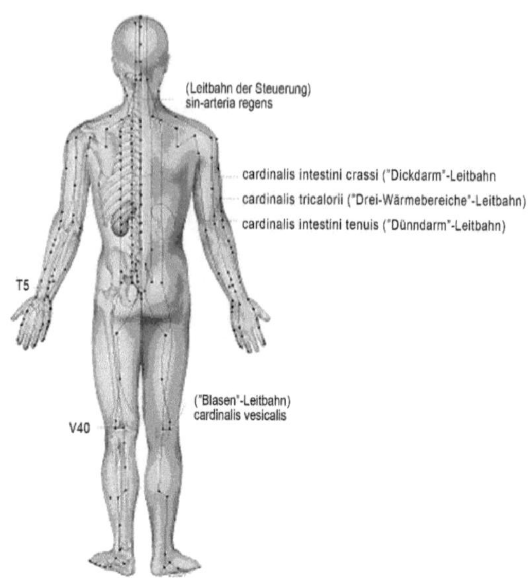


Abb. 3

Während die Lehre von den *Akupunkturpunkten* auf *Empirie* basiert, ist die der *Meridiane* eine rationale, *theoretische* Zusammenfassung der Beobachtung an *Akupunkturpunkten*. Das Denkmodell der *Meridiane* ist erst 1500 Jahre alt, dies gilt auch für die Zusammenfassungen zu Organkreisen.

Es handelt sich bei *Meridianen* um bilateral in der Längsrichtung des Körpers verlaufende *Leitbahnen*, die als Verbindung zwischen den einzelnen Akupunkturpunkten fungieren und in denen verschiedene Formen *physiologischer Energie* zirkulieren, wobei zwischen *Qi*, dem Blut und anderen Körperflüssigkeiten spezielle Beziehungen bestehen. *Qi* repräsentiert hierbei die Lebensenergie. Demnach ist nach chinesischer Vorstellung der Mensch ein *Qi*, also eine bestimmte *energetische Konstellation*, und nicht wie im Westen ein Körper, dem Geist oder Seele innewohnen. Unterbrechungen dieses Energieflusses führen zu *Störungen* die sich in Krankheiten manifestieren können. Die *Akupunktur* gilt hierfür als adäquate Therapie.

Die Interpretationen solcher *Störungen* korrespondieren mit *sensu,* einem Begriff, der, als Ablativ des einer lateinischen Beschreibung entnommenen Wortes *sensus,* als ein synonymes abkürzendes Charakteristikum dient. Mit *sensu* bezeichnet man den Schluss von der Distributivbedeutung zur Kollektivbedeutung, bei dem vom zusammengesetzten Ganzen das behauptet wird, was für jedes seiner Teile einzeln zutrifft. Z. B. schließt ein Kranker, der jedes der Symptome seiner Krankheit für sich genommen für ungefährlich hält, darauf, dass alle Symptome zusammengenommen ebenfalls ungefährlich sind. Tatsächlich können alle Symptome für sich genommen ungefährlich sein, ihre Gesamtheit sich aber durchaus als sehr gefährlich erweisen.


Obwohl *Meridiane* und Akupunkturpunkte in einem effektiven Kausalitätsverhältnis stehen, gibt es im Gegensatz zu den Akupunkturpunkten für die *Leitbahnen* keine gesicherten morphologisch-strukturellen Korrelate.

Traditionell waren *Meridiane* nur durch das von manchen Patienten beobachtete *De-Qi-Gefühl* vermittelt worden, worauf auch die historischen Darstellungen von Meridianverläufen basieren.

Als *De-Qi-Gefühl* bezeichnet man ein für die Akupunktur typisches Gefühl, das der Patient bei der Nadelung eines Akupunkturpunktes entlang des jeweiligen Leitbahnverlaufes empfinden kann. Dieses Phänomen wird auch *PSC* (*P*ropagated *S*ensation along the *C*hannel) genannt und wird empfunden als eine Art Schwere-, Kribbeln-, Taubheits- oder auch als elektrisierendes Gefühl.

Aufgrund gesicherter, nicht nur auf den Punkt der Nadelung beschränkter, sondern fortgeleiteter, therapeutischer Effekte der Akupunktur, wird verstärkt nach morphologischen Nachweisen des bisher theoretischen Postulats der *Leitbahnen* geforscht.


Nach *M. Köhler* und *U. Knop* gelten *Leitbahnen* als ein archaisches Kommunikationssystem, das bereits im Morulastadium im Eileiter entsteht und im Laufe der weiteren embryonalen und fetalen Entwicklung mit festen Spinalnerven ergänzt wird. Nach *E. Blechschmidt* vollzieht sich in der embryonalen Frühentwicklung eine Differenzierung der Haut von außen nach innen. Das Gestaltungsprinzip könnte im Zusammenhang mit der Existenz der *Meridiane* stehen.

Über Manipulationen an Akupunkturpunkten erstellte *H. Motojamas* an 2000 ProbandInnen eine Studie zu elektrophysikalischen Untersuchungen von Qi, in der er Elektroreize bis zu 20 Volt, vor allem am *Sei*-Punkt des *Drei Erwärmer-Meridians* am linken Ringfinger, vornahm. Durch die Stromstöße wurde der energetische Fluss in dieser Leitbahn blockiert. *H. Motojamas* konstatierte unmittelbar darauf Reaktionen innerhalb dieses Meridians, die „keine neurophysiologischen Verbindung" haben, d.h. es existieren keine Nervenbahnen, die diese Punkte miteinander verbinden könnten. Dennoch kam es zu Schmerzsensationen in dem mit diesem blockierten *Meridian* energetisch verbundenen Organ. Als er eine derartig blockierte Stelle mit einer Diode überbrückte, also einem elektrischen Leiter, der elektrischen Strom nur in eine Richtung durchlässt, „ergab sich ein Nachlassen der Schmerzen und Störungen in dem zugehörigen Organ immer dann, wenn die Diode in der theoretisch vorhergesagten Flussrichtung des *Meridians* angebracht wurde; im umgekehrten Fall verschlimmerten sich die Schmerzen." Weitere Versuche bestätigten die seit alters her definierten Energieflussrichtungen gemäß dem Entsprechungssystem von *Yin* und *Yang*. Diese Ergebnisse wurden als Bestätigung der Existenz von *Meridianen* gewertet.

*Yin* und *Yang* entsprechen einem zweipoligen philosophischen Modell des *Taoismus*, das leicht auf andere Bereiche der Wahrnehmung und des Denkens übertragbar war. Als zwei sich ergänzende, nicht voneinander trennbare, zueinander im Gleichgewicht stehende und sich ständig verändernde Elemente entwickelte sich das Prinzip von *Yin* und *Yang* zu universaler Bedeutung für alle Bereiche des Lebens. Darauf aufbauend ist es letztendlich das Ziel jeglicher Therapie, *Yin und Yang* in einem Gleichgewicht zu halten. Hierdurch wird der Fluss der Lebensenergie *Qi* und somit die Gesundheit gewährleistet.

Aus *Yin* und *Yang* gehen die Feinessenz *Jing*, die Lebensenergie *Qi* und die geistige Energie *Shen* hervor.

*G. König* und *I. Wancura* orientierten sich ebenfalls am Schmerzgeschehen, indem sie den Meridianverlauf auf der Basis der segmentalen Gliederung erklären, als Auseinanderziehen der Projektionsstellen der direkten Organschmerzen und vegetativ-reflektorischen Krankheitszeichen, sowie der Kopfzonen.

*O. Bergsmann* setzt die *Meridiane* mit Triggerpunktstraßen muskulotendinöser Ketten in Relation, die in ihrem Verlauf den chinesischen *Leitbahnen* entsprechen, wobei Triggerpunkte als wirksamste Akupunkturpunkte auftreten. Nach *R. Melzack* sind die Triggerpunkte im Hals- und Kopfbereich zu 71% mit den Akupunkturpunkten identisch oder befinden sich in deren unmittelbaren Nähe.

Nach Ch. Zhang bilden Vernetzungen zwischen den Zellen der nichtneuronalen, cholinergen Systemen und terminalen vegetativen Axonen die feinstrukturellen Grundlagen der *Meridiane*.

Aus energetischer Sicht könnten die *Meridiane* eine Art Wellenleiter sein, in denen angeschlossene Organe über spezifische Frequenzen miteinander kommunizieren. *W. Ludwig* bezeichnete die *Meridiane* als *Leitbahnen* für Photonen, *W. A. Sagrjadski* gelang es vom Anfangspunkt des *1. Meridianumlaufes* bis zum Endpunkt des *3: Meridianumlaufes* Laserlicht fast verlustfrei zu übertragen, er interpretiert das Akupunktur-Meridiansystem als ein hierarchisch organisiertes, geordnetes Netz aus Elektro-Wellenleitern.

Unter *Meridianumlauf* wird der Weg verstanden, den die Energie *Qi* über die Meridiane nimmt. Es werden drei Umläufe mit jeweils 4 verschiedenen *Meridianen* unterschieden, von denen zwei auf der Yin (Innen-) und zwei auf der Yang (Außen-) Seite des Körpers verlaufen, unterschieden. Jeweils der Yin- und Yang- *Meridian* der Hand ist mit dem Yang- und Yin- *Meridian* des Fußes verbunden.

*CM. Siedentopf* findet bei Untersuchungen mit dem funktionellen Gehirn-MRT bei Reizungen bestimmter Akupunkturpunkte gleichseitige Aktivierungen von Hirnarealen, die sich mit normaler Nervenleitung nicht erklären lassen. Nach *M. Köhler* wird „über die räumliche Ausbreitung in den *Meridianen* eine Detailinformation über funktionelle Zusammenhänge eines Organsystems aus dem Gesamtkortex herausgelöst und damit direkt zugänglich. Sie wird gleichzeitig einem Körperareal zugeordnet und bildet dadurch auch ein entsprechendes Gehirnareal ab.“

Die modernen Vorstellungen des *Akupunkturpunkt-Meridiansystems* beruhen im wesentlichen auf den Untersuchungen von *A. Pischinger* und *H. Heine* über die Strukturen der Akupunkturpunkte und der

Grundsubstanz, was nach *W.R. Adley* eine Verschaltung der drei Informationswege Nervensystem-Gefäßsystem-Meridiane als *Solitonenleiter* ermöglicht, indem die Matrix passagere hyperbolische Tunnelsysteme ausbildet. Hierüber lassen sich solitäre Wellen zur Informationsübermittlung verlustfrei übertragen, wobei die *Leitbahnen* Bestandteil dieses Informationssystems und die Akupunkturpunkte deren Zugangswege wären. Unter *Solitonen* versteht man einzelne, sehr stabile Formen von Wellen, die sich in Geschwindigkeit, Größe und Erscheinungsbild nicht verändern.

Bei elektromagnetischer Reizung der Haut konnten Strukturen im *Wärmebild der Haut* sichtbar gemacht und fotografiert werden, die teilweise exakt den Meridianverläufen entsprechen, teilweise zusätzliche Variationen zeigen. Man spricht daher gegenwärtig von *MÄL* (meridianähnlichen Leitlinien). Trotz palpatorisch scheinbar gleicher Temperatur der Gesamthaut misst das technische Fotoelement im Testablauf im Verlauf der jeweiligen *MÄL* eine 7-10° C höhere Temperatur. Dies erklärt sich aus deren kohärenter Wärmeverteilung, sodass das kontrollierende Fotoelement von einer größeren Menge an Photonen getroffen wird, als bei der diffusen Wärmestrahlung der übrigen Haut.

In eine ähnliche Richtung gehen die Ergebnisse von *B. Wiegele*, wonach sich über eine Vielzahl an isolierten Messsonden pro Quadratzentimeter Akupunkturpunkte als elektromagnetische Strukturen definieren lassen, zusätzlich lassen sich ihre Größe und Form beim Gleiten dieser Sondenbündelung über die Haut in der Computerdarstellung als elektromagnetische gebirgsähnliche Formationen dreidimensional darstellen.

Bei der Kalkulation anzuwendender therapeutischer Konzepte finden dagegen ausschließlich praktisch relevante, naturwissenschaftlich nachgewiesene Phänomene potentieller modulierender Einflussnahmen auf körperliche Befindlichkeiten über Akupunkturpunkte Berücksichtigung

So waren vom Bundesausschuss der Ärzte und Krankenkassen über einen Werkvertag zwischen der Ruhr-Universität, Bochum, und den Bundesverbänden der RVO-Krankenkassen unter Führung eines interdisziplinären Leitungsgremiums Studien zur Wirkung von Akupunktur vorgenommen worden. In diesen sog *Gerac*-Studien (*German Acupuncture* Trials) waren über 3 Jahre an 300 000 PatientInnen Kohortenstudien und 3 600 PatienInnen randomisierte, kontrolliert verblindete klinische Studien mit überwiegend positiven Ergebnissen erbracht worden.

In einer Nebenstudie waren bei einer Gruppe mit einer neu entwickelten *Gerac-Akupunktur* andere, nicht chinesische Akupunkturpunkte genadelt worden. Die Ergebnisse erbrachten deutlich erkennbare, wenngleich auch nicht signifikante Vorteile durch die Nadelung der chinesischen Akupunkturpunkte im Verhältnis zu den *Gerac-Punkten*. Die *Gerac-Studien* gelten aktuell als die weltweit größten Akupunktur-Studien, Ergebnisse waren am 21. Oktober 2004 veröffentlicht worden.


**Wirkungsprinzip der Akupunktur**


Grundvoraussetzung für Akupunkturwirkungen ist ein intaktes Gefäß-Nervensystem, ein den Untersuchungen von *H.Heine* und *A. Pischinger* konformes Charakteristikum der Strukturen von Akupunkturpunkten und Meridiansystem. Dementsprechend beeinträchtigen Manipulationen an

Akupunkturpunkten durch Infiltrationsanästhesie, mechanischem Druck oder Kälte die Wirkung der Akupunktur. An gelähmten Körperteilen verhält es sich ähnlich wie unter Anästhesie, die Effekte der Akupunktur sind stark reduziert bzw. nullifiziert. Bezieht man die Ergebnisse zur Matrixgrundlagenforschung mit ein, so entspräche ein Akupunkturpunkt nach *M. Köhler* und *W. A. Sagrjadski* einem holographischen Abbild der mit ihm in Verbindung stehenden Organe, Systeme und psychischen Qualitäten.

Neben dem segmentalen Wirkbereich über neuro-anatomische Entsprechungen von Akupunkturpunkten und inneren Organen wurden „übersegmentale" Effekte der Akupunktur nachgewiesen. Die durch einen Nadelreiz, eine Moxibustion, oder gezielte Pressur im neuroendokrinen, neurohumoralen und biologischen Wirkungsbereich ausgelöste biologische Tragweite lässt sich hierbei jedoch nicht steuern.

In der westlichen Akupunktur muss ihre Wirksamkeit für jede einzelne Indikation durch Studien nachgewiesen werden. Dementsprechend hat die *WHO* (*Weltgesundheitsorganisation*) eine Indikationsliste zur alleinigen oder unterstützenden Therapie erstellt. Demnach ist Akupunktur geeignet zur Therapie von Erkrankungen des Respirationstraktes, der Augen, in der Gastroenterologie, in der Zahn-Mund- und Kieferheilkunde, in der Neurologie, der Orthopädie, bei Hauterkrankungen und Allergien aller Art. Die Liste ist nicht endgültig fixiert und steht zukünftigen Erweiterungen offen, die praktischen Anwendungsbereiche sind in der täglichen Praxis nicht auf die dort angegebenen Gebiete beschränkt, die Forschungen zum Wirkungsprinzip der Akupunktur laufen weiter.

Generell gilt die Akupunktur als adjuvante Methode in der Schmerztherapie, auch in Kombination mit anderen Schmerztherapieverfahren. *B. Pomeranz* und *D. Chin* konnten nachweisen, dass über Akupunktur die Endorphin-Synthese stimuliert wird und somit Hypalgesien erzeugt werden. Grundsätzlich sind die Erkenntnisse über die Endorphine als körpereigene opiatähnliche Substanzen wesentlicher Bestandteil zur Klärung des Wirkmechanismus der Akupunktur in der Schmerztherapie.

*R. Melzack und P. D. Wall* erklären die schmerzreduzierende Wirkung der Akupunktur über die *Gate-control-Theorie*, indem schnell leitende dicke, sensorische afferente myelinisierte Nervenfasern als Mechanosensoren im segmentalen Hinterhorn des Rückenmarks ein nozizeptives Hemmzentrum aktivieren, im Sinne eines *Eingangsschrankenkontrollsystems* für langsam leitende dünne, wenig oder nicht myelinisierte präsynaptische Nervenfasern. Dies führt zu einer Ausschüttung von Enzephalin. Durch diesen geschlossenen Kreislauf schmerzreduzierender Impulse wird die Fortleitung der nozizeptiven Reize ins Gehirn blockiert. Außerdem wird diese aszendierende Schmerzleitung auf spinaler Ebene durch Neurotransmitter, insbesondere Serotonin, über deszendierende Fasern als sog. *deszendierende Schmerzhemmung* im Hinterstrangsystem gehemmt.

*A. Maret* und *L. U. Roth* wiesen Einflussnahme der Akupunktur auf verschiedene Neurotransmitter und Hormone nach, hierbei konnten sie gesicherte Nachweise für *Cortison* erbringen, während *CS. Han, PH Chou, CC Lu, LH Lu et al.* dies für Serotonin gelang.

Die moderne *Westliche Form der Akupunktur*, so die *Wiener Schule nach Bischko*, ist eine Synthese aus chinesischen Methoden und Erfahrungen mit westlichen Patienten. Das Resultat sind Punktekombinationen, die auf westliche, dem naturwissenschaftlich ausgebildeten Arzt vertraute Diagnosen angewendet werden können. Dies lässt sich leichter erlernen als die chinesische Akupunktur mit bei den meisten Affektionen vergleichbar guten Ergebnissen. Bei Mischformen zwischen westlicher und östlicher Akupunktur wird primär nach westlicher Diagnostik und westlichem Punkteschema behandelt, bei zusätzlicher Berücksichtigung von Kriterien der Chinesischen Medizin. Dadurch kann die Persönlichkeitsstruktur des Patienten in Diagnose und Punktewahl mit einfließen, was sich besonders bei chronischen und chronifizierenden Erkrankungen vorteilhaft auswirkt.

Generell lässt sich aufgrund der bisherigen klinischen Studien auf naturwissenschaftlicher Basis konstatieren, dass Akupunktur deutlich stärker als Placebo wirkt und sich diese Wirkung nicht allein mit Hypnose oder Suggestibilität erklären lässt, dass grundsätzlich die Wirkung der Akupunktur auf einem komplexen Wirkungsprinzip beruht. Somit gilt die Akupunktur als eine Regulationstherapie, die auf der energetischen, kybernetischen Informationsebene eine ausgleichende und damit heilende oder lindernde Wirkung ausübt.

**Akupressur**

Die *Akupressur* ist älter als die Akupunktur, sie gilt als deren Vorläuferin. Ähnlich wie die Akupunktur setzt sich ihre Bezeichnung zusammen aus den lateinischen Worten *acus* für Nadel und *premere* für drücken, auf japanisch heißt sie *Shiatsu*. Wörtlich übersetzt bedeutet *Shiatsu* so viel wie "Fingerdruck". Es werden wie bei der Akupunktur Meridiane und deren *Tsubo*, also bestimmte Druckpunkte ausgenutzt.
Somit ist Shiatsu eine der Klassischen Chinesischen und Japanischen Medizin entstammende Heilmethode.
Ursprünglich wurden zur *Akupressur* bestimmte Punkte zur Schmerzlinderung beklopft oder mit speziellen Steinen *zehn-shi* (chinesisch für *Steinnadel*) gedrückt, aus denen sich später die Akupunkturnadeln entwickelten. Die ersten schriftlichen Aufzeichnungen über Akupressur stammen aus der *Tsin-Dynastie* (265 – 420 n. Chr.), hier finden sich bereits Anleitungen zur Notfallakupressur für Kreislaufschwäche und Koma.
Die Akupressur wurde daraufhin als Erste-Hilfe-Methode in die chinesischen Haushalte eingeführt.
In der *Klassischen Akupressur* werden die Akupunkturpunkte durch einen kräftigen, am besten rhythmischen Druck bzw. eine Druckmassage mit der Fingerspitze stimuliert. Wichtig ist hierbei die Richtung, entsprechend der Verlaufsrichtung und der *Yin-* oder *Yang-Qualität* des jeweiligen Meridians. Die *Akupressur* ist zur Selbstbehandlung geeignet, entweder allein oder zur Unterstützung einer Akupunktur-Fremdbehandlung.

Die *Ohrakupressur* ist ebenso wie die *Ohrakupunktur* dagegen keine chinesische Erfindung, sondern eine europäische Methode, die von *P. Nogier* in Frankreich entwickelt wurde. Bis dahin waren nur einige Ohrpunkte bekannt, wobei der genaue Bezug zu den einzelnen Körperteilen und Organen fehlte. Die Ohrakupunktur wurde von China anschließend anerkannt und übernommen.

In den *Ohr-Projektionsfeldern* finden sich rezeptive Körperchen von ca. 100µm Durchmesser, die nach *H. Heine* aus einem Konglomerat von kollagenen und elastischen Fasern durchsetzt mit terminalen Nervenfasern und Blutgefäßen bestehen. Eine Einordnung in die klassischen Endkörperchen der Haut ist bislang nicht möglich, da die bindegewebige Zusammensetzung von den klassischen Strukturen abweicht. Die Fläche des Ohrs verfügt über eine außerordentlich hohe Anzahl dieser Konglomerate, wobei funktionelle Begründungen hierfür bislang noch ausstehen, möglicherweise dienen sie einer Thermosensorik zum Schutz des äußeren Ohres. Ein Zusammenhang zur Ohrakupunktur lässt sich bislang nicht erstellen.

Da es sich bei der *Akupressur* um eine stumpfe Oberflächenbehandlung eines Areals handelt, ist die Tiefenwirkung im Verhältnis Nadelakupunktur eingeschränkt und somit auch zeitlich limitiert.

Bei der *Nadelung* erfolgt nach *Langevin et al.* ein Reiz im Bindegewebe, der die dort die Nerven umgebende negative Ladung verschiebt, womit die von der Ladung abhängige Erregbarkeit der Nervenfasern ebenfalls verändert wird. Das Kollagen wirkt hierbei als Biosensor. Demnach können anstatt der Gefäß-Nerven-Bündel, die nach *H. Heine* Akupunkturpunkte repräsentieren, auch die beeinflussten bindegewebigen und fascienartigen Strukturen etwa über deren Innervation wirken. Zur Akupressur haben sich auf der Basis der Klassischen Chinesischen Medizin manipulative Therapien entwickelt, mit der Absicht der Restitution des somatischen und seelischen Gleichgewichts (s. *EFT*) oder als Akutmaßnahme auf körperliche Befindlichkeiten bzw. Erkrankungen des Bewegungsapparates (s. *Tuina-Anmo*).


**Tuina-Anmo** 推拿按摩

Unter *Tuina-Anmo* versteht man eine eigenständige komplexe manuelle, physikalische Heildisziplin auf der Grundlage der *Chinesischen Medizin*, sie ist in China als Heilverfahren seit mindestens 2000 Jahren bezeugt. In der ältesten Sammlung chinesischer medizinischer Schriften, den *Inneren Klassikern des Gelben Kaisers* (*Hoang Ti Nei King*) aus der Zeit zwischen 200 vor bis nach 200 nach Chr. Geb. ist sie bereits in die damalige Medizin integriert, als Maßnahme zur Korrektur von Stauungen des *Qi*-Flusses. Der Name setzt sich zusammen aus den chinesischen Bezeichnungen *Tui* (Schieben), *Na* (Greifen), *An* (Drücken) und *Mo* (Streichen), den gebräuchlichsten der ihr eigenen Handgriffe (Abb.4).

Die Wirkung der *Tuina-Anmo* beruht auf einer Öffnung blockierter Meridiane und der Anregung von Blut- und Energiekreislauf zur Wiederherstellung des Gleichgewichts des ordnenden Entsprechungssystem von *Yin* und *Yang*. Auf diese Weise stehen lokalisierte Befunde in einem größeren funktionellen und diagnostischen Zusammenhang. Der Unterschied der *Tuina-Anmo* vom herkömmlichen Massageverständnis liegt in der systematischen Verfeinerung und der strengen Systematisierung der manuellen Techniken, gepaart mit dem ausdrücklichen Bezug auf die theoretischen Grundpostulate der *Chinesischen Medizin*, nämlich auf die Lehre von den *Funktionskreise* und die Lehre von den *Leitbahnen*.

Der Patient bleibt während der Therapie angezogen oder zumindest mit einem Tuch bedeckt, wodurch die Hautoberfläche durch die Handgriffe nicht gereizt und eine Manipulation tieferer Gewebsschichten mit gezielten Einwirkungen auf die verschiedenen Funktionskreise möglich wird. Auf diese Weise werden Haut, Muskeln, Sehnen, Bindegewebe und ganze Körperteile massiert, gelockert und gedehnt. Die differenzierten Grifftechniken werden mit Fingerkuppen, Handballen, Handfläche oder Ellenbogen ausgeführt. Außerdem gehören zu diesem Verfahren entsprechende aktive oder passive komplexe Bewegungen. Die Manipulationen werden großflächig angewandt und wirken sowohl direkt (lokal) wie indirekt (reflektorisch). Die *Tuina-Anmo-Therapie* hat eine unmittelbare Effizienz.

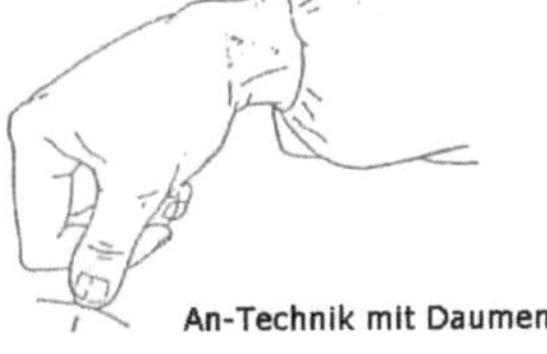


Abb.4


**Energiefeldtherapie (EFT)**

Die Indikationen klassischer chinesischer therapeutischer Praktiken werden im Zuge ihrer progredienten Akzeptanz im Patientenkreis und darüber in der Ärzteschaft zunehmend fachbezogen komplementär mit konventionellen Methoden kombiniert. So werden als *Klopfakupressur* häufig abgewandelte und vereinfachte Formen der Akupressur eingesetzt, vor allem in der Psychotherapie und als Selbsthilfestrategien bei Ängsten und anderen psychischen Störungen. Hierunter fällt die *EnergieFeldTherapie EFT* (englisch *Emotional Freedom Techniques)*, die angewandt wird, um durch die Stimulation von *Tsubos* psychischen Stress und andere Störungen zu lindern und zu behandeln.

Die *EFT* wurde in USA von *G. Craig* entwickelt. Sie versteht sich als *Energiepsychologie*, bezieht sich auf die *Angewandte Kinesiologie* (AK) und das *Neurolinguistische Programmieren* (NLP), nimmt vor allem aber für sich in Anspruch, mit dem „Energiesystem" des menschlichen Köpers zu arbeiten, entsprechend den Vorgaben der *Chinesischen Medizin*.

Die *EFT* ist eine Modifizierung der *TFT* (*Tought Field Therapy*) von *R. Callahan*, mit der sich innerhalb kurzer Zeit Panikzustände und Phobien nachhaltig therapieren lassen.

Die *EFT* ist die verbreiteste unter mehreren ähnlichen Techniken der aktuellen *Energiepsychologie*. Andere sind neben der *TFT* nach *R. Callahan*, die *Energy Diagnostic and Treatment Methods* (*EdxTM*) nach *F. Gallo* und die *Emotionales Selbstmanagement* (*ESM*) nach *P. T. Lambrou* und *G. Pratt.*

Die *EFT* basiert auf der einfachen Grundannahme, dass der Grund aller negativen Emotionen in einer Störung der körpereigenen Energiesystems beruht.

Diese Vorstellung stellt im Vergleich zur *Konventionellen Psychologie* ein weitgehend verändertes ätiologisches und therapeutisches Konzept dar. Die *Psychologie* (ψυχολογία, griech. für *Seelenkunde*) ist eine bereichsübergreifende Wissenschaft vom Erleben und Verhalten des Menschen, deren Entwicklung in der Lebensspanne und deren inneren und äußeren Ursachen und Bedingungen. Sie lässt sich daher nicht allein den Geisteswissenschaften, Sozialwissenschaften oder Naturwissenschaften zuordnen.

Wenn, nach Auffassung der *EFT*, die Ursache für alle negativen Emotionen in einer Unterbrechung, einer Störung im Energiesystem des Körpers zu suchen sind, ergäbe sich dadurch auch ein anderer therapeutischer Zugang. Ziel und Methode der Behandlung wäre demnach eine Wiederherstellung des ungestörten Energieflusses im Körper. Hierzu werden von den *EFT*-Anwendern spezifische Meridian-Punkte am Kopf, Oberkörper und der Hand mit den Fingern geklopft oder massiert, während sich der Patient auf sein Problem konzentriert. Hinzu kommen spezielle Einstimmungssätze, sowie Elemente aus *Brain Gym* und der *AK*.

Eine gesicherte wissenschaftliche Validität steht bislang noch aus, und obwohl die akademische Überprüfung von *EFT* und den anderen Methoden der Energiepsychologie gerade erst begonnen hat und die bisherigen Studiendesigns sich auf den Status von Fallberichten beschränken, wird *EFT* von verschiedenen Anwendern bereits bei einer Vielzahl seelischer und auch körperlicher Probleme angewandt.

Einige erste klinische Studien scheinen allerdings die Wirksamkeit von *EFT* zumindest für *Phobien* zu bestätigen.

Nach einer Studie von *D. Feinstein* (*An overview of Research in energy Psychology*) ergab ein Vergleich des Einsatzes von Medikamenten zur alleinigen Verabreichung von *EFT* bei den medikamentös therapierten Patienten eine komplette Remission der Symptome von 51%, bei den mit ausschließlich per *EFT* behandelten von 76%. Im Vergleich der Behandlungserfolge bei Angstpatienten durch herkömmliche Akupunkturnadelung zur *EFT* ergab sich beim Nadeln (N=38) bei 50% eine positive Reaktion, beim Tapping (Klopfen) (N=40) von 77,5%.

Generell wird die *EFT* jedoch bislang von der *Herkömmlichen Medizin* den *Pseudowissenschaften* zugeordnet, zumal bei der *EFT* ungewöhnliche Erfolgsberichte im Verhältnis zu ernsthaften Studien weit überwiegen.

# Neuraltherapie

Die *Neuraltherapie* wurde in den 1920er Jahren von den Gebrüdern *F.* und *W. Huneke* entdeckt, primär durch F. Huneke zum heutigen Therapiekonzept entwickelt, und heißt daher offiziell *Neuraltherapie nach Huneke*. Durch den schulmäßig gezielten Bezug auf übergeordnete Strukturen des vegetativen Nervensystems, auf die *Prinzipien der Autoregulationsmechanismen* unter Beachtung kybernetischer Gedankenmodelle und der *Ganzheitsmedizin* wird sie der *Regulationsmedizin* zugeordnet, als Synthese von Methoden der Naturheilverfahren und Komplementärmedizin sowie der naturwissenschaftlich orientierten Herkömmlichen Medizin. Dadurch wirkt sie vorwiegend funktionell steuernd und modulierend auf den Organismus, unterstützt Kompensationsmechanismen, aktiviert Restfunktionen und Regenerationsprozesse zur Herstellung normaler, physiologischer Verhältnisse.

In der praktischen Anwendung versteht man unter der *Neuraltherapie* die methodische Beeinflussung von *örtlich begrenzten* oder auch *Allgemeinstörungen* des Organismus unter Zuhilfenahme des *vegetativen Nervensystems*, durch Anwendung eines Lokalanästhetikums, im allgemeinen von reinem Procain oder eines seiner Derivate. Dabei werden periphere und/oder zentrale Strukturen des *Vegetativums* durch gezielte Behandlung mit Lokalanästhetika reversibel *blockiert*. Die dadurch provozierte reversible kurzzeitige Impulsunterbrechung erfolgt mit dem Ziel einer Normalisierung der vegetativen Membranfunktionen im Injektionsgebiet und nachfolgender Reharmonisierung der von hieraus gestörten Regelkreise.

Es werden im Einzelfall sich ergänzende 5 Therapieformen unterschieden (Tab.3):

1. die Therapie über den locus dolendi
2. die Therapie über das Segment
3. die Therapie über zentrale Strukturen des vegetat. Nervensystems
4. die intravasale Neuraltherapie
5. die Störfeldtherapie

Tab.3

Die *Therapie über den Locus dolendi*, entspricht der sog. "Davos-Methode" (da, wo's wehtut, sie erfolgt meist im Bereich des Achsenskeletts nach sorgfältiger palpatorischer Erfassung der schmerzhaften sogenannten Maximalpunkte entsprechend der *segmentalen Reflexbögen* nach *H. Head*. Diese Punkte, nach *J. G. Travell* auch *myofascial Trigger points* genannt, sind oft mit hochaktiven Akupunkturpunkten identisch. Wird eine *neuraltherapeutische Umflutung* mit einem

Lokalanästhetikum vorgenommen, müssen sämtliche druckschmerzhaften Punkte erfasst werden, um ein Wiederaufschaukeln der gesamten Schmerzsymptomatik zu vermeiden.

Die *Segmenttherapie* bezieht sich auf die Segmentalität des Rückenmarks und der Rückenmarksnerven, indem der einzige Weg der Nerven aus dem Wirbelkanal durch die segmental angeordneten Foramina intervertebralia führt. Aufgrund der relativen Kürze des Rückenmarks, das bereits in der Höhe des 2. Lendenwirbels endet, haben nur die obersten Segmentalnerven einen kurzen queren Weg vom Rückenmark zu ihrem Foramen vertebrale, während mit zunehmender Entfernung vom Kopf die Nervenwurzeln immer schräger und schließlich im lumbo-sakralen Bereich in rein kraniokaudaler Richtung im Wirbelkanal absteigen. Nach den Austrittstellen aus der Wirbelsäule werden 31 segmentale Nervenpaare unterschieden.

Im Sinne der *Segmentlehre* sind einem Körpersegment *Dermatome, Myotome, Sklerotome, Neurotome, Angiotome* und *Viscerotome* zuzuordnen, die miteinander eng verschaltet sind.

*O. Bergsmann* spricht daher von einem *segmental-regulatorischen Komplex.* Eine Irritation des zugehörigen inneren Organs kann somit über einen *viszerokutanen* Reflex eine, meist gleichseitige, *Hyperalgesiezone* verursachen, die darüber hinaus im Sinne einer Generalisation auf Nachbarsegmente übergreifen kann. Dadurch ist es wiederum möglich, über definierte Hautareale entsprechend der Metamerie über reflektorisch bedeutsame *Maximalpunkte* Einfluss auf zugeordnete Organe zu nehmen.

Entsprechend der ihr eigenen speziellen Injektionstechniken bleiben neuraltherapeutische Wirkungen nicht auf die Beeinflussung oberflächlich erreichbarer Strukturen beschränkt, sondern haben Zugang zu übergeordneten, *zentralen Strukturen des vegetativen Nervensystems.*

Die *intravasale Neuraltherapie* bezeichnet die intravenöse Applikation kleiner Mengen reinen Procains oder eines seiner Derivate wie Lidocain, was einer von *H. F Zipf* definierten *Endoanästhesie* entspricht. Hierdurch werden eine große Zahl von Endorganen erreicht, die in keinem Verhältnis zur herkömmlichen Lokalanästhesie stehen. Neben mehrerer Rezeptoren gehört hierzu auch das limbische System, als Zentrum des Vegetativums und Mittler zwischen Großhirnrinde und Hypothalamus, dem morphologischen Substrat der Psychosomatik.

Die *Störfeldtherapie* gilt als die Domäne der *Neuraltherapie* und umfasst sämtliche ubiquitär somatisch sich auswirkenden Störfelder. Ein *Störfeld* ist nach *P. Dosch* „ein pathologisch vorgeschädigtes Gewebe, das sich infolge eines überstarken oder überlang einwirkenden Reizes oder einer Summe nicht abzubauender Reize im Zustand einer unphysiologischen Dauererregung befindet." *H. R.. Hommel* gibt Störfaktoren im Kopfbereich eine hervorragende Bedeutung, indem er „eine grundsätzliche Beteiligung von Kopfherden am *Synergismus* des *Plurikausalitätsverhaltens* chronifizierender Krankheiten" sieht. *H. Huf* weist in einer 5-jähriger klinischer Studie in einem Pool

736 chronisch Kranker über 72% Herdbeteiligungen nach, von denen 94% im Kopfbereich liegen, 37% davon finden sich im Zahn-Mund-Kiefer-Gebiet, dies in einer Altersgruppe von hauptsächlich 20 – 40 Jahren.

*G. Kellner* definiert Störfelder als *chronische Entzündungen* um nicht abbaubares Material aus lymphozytärer, plasmazellulärer Infiltration und Desaggregation der Grundsubstanz. Dadurch verlaufen sie verborgen chronisch lokal, oligo- bis asymptomatisch und können in hierzu weit entfernten Körperarealen zu Fernsymptomen führen. „Hierdurch besteht eine Reizquelle, die eine *Regulationsumstellung* bewirkt, auf deren Basis sich unter Einfluss eines zweiten Reizes oder eines Sekundärgeschehens Fernstörungen entwickeln können." Er sieht einen *Unterschied* zwischen den chronischen Entzündungszuständen von *Störfeld* und *Herd*, indem dieser „lebensfähige Mikroorganismen umschließt".

Ein *Herdgeschehen* verläuft in Form einer chronologischen Pathogenese. Hierbei erfolgt als *Primärschlag* durch eine Störstelle über primär homolaterale Reizausbreitung die Gesamtlabilisierung der individuellen autonomen Regulation, indem permanente unterschwellige Störsignale die Regelkreise als Störgrößen belasten und dadurch Prämorbiditäten provozieren. Als *Sekundärschlag* manifestiert sich über eine Fernstörung die Autonomisierung zur pathomorphologischen Strukturbildung.

Folglich müssen die *neuraltherapeutischen Wirkmechanismen* in der Ausschaltung des Störfeldes als für ein krankhafte Prozesse unterhaltendes pathogenetisches Agens liegen.

Nach *G. Kellner* werden die von Störfeldern ausgehenden Signale vor allem in den *Ganglienzellen* gespeichert und erregen diese unterschwellig so, dass sie bei zusätzlichen Reizen überwertige Signale weitergeben. Das Nervensystem erregt bei Umschaltung auf die nächste Leistungsstufe bei jedem Signal nach dem Divergenzprinzip mehrere Neurone, sodass ein winziges, nach außen hin stummes Störfeld den ganzen Organismus beeinträchtigen und labilisieren kann.

Eine neuraltherapeutische Herdtherapie soll diesen fehlgesteuerten Regelmechanismus unterbrechen und dadurch seine Normalisierung unterstützen.

Hierzu soll die *chronische* Entzündung akutisiert werden, um somit deren Abheilung über ein *Akutstadium* zu ermöglichen. Hierdurch kann eine eindeutige Symptomatik auftreten, zu deren Therapie möglicherweise jeweilige fachbezogene Maßnahmen in Kombination zur *Neuraltherapie* einzusetzen sind. Durch den ausschließlichen Einsatz von *Neuraltherapie* lässt sich eine Restitution nur erzielen, wenn die Chronifizierung noch zu keinen Pathomorphologien geführt hat.

Hierzu hatte *F. Huneke* drei Grundsätze erstellt (Tab.4):

1. jede chronische Erkrankung kann störfeldbedingt sein

2. jede Stelle des Körpers kann zu einem Störfeld werden

3. jede Störfelderkrankung ist nur durch Ausschaltung des Störfeldes heilbar

Tab.4

Ebenso hatte *F. Huneke* für die diagnostische Erfassung von Störfeldern 3 Statuten erstellt (Tab.5):

1. Palpation reflektorischer Krankheitszeichen
2. apparative Methoden (thermisch, elektrisch)
3. Th. exjuv. Über Probebehandlung mittels

     Umflutung mit Lokalanästhetikum (Störfeldtherapie)

Tab.5

Zur Bewertung möglicher Therapieergebnisse bei Störfeldbehandlungen gibt es nach *F. Huneke* fünf Richtlinien (Tab.6):

1. klassisches Sekundenphänomen
2. abortives Sekundenphänomen
3. Sekundenphänomen mit Symptomenrezidiven
4. negatives Sekundenphänomen
5. Manifestation des Starter-Störfeld

Tab.6

Mit dem *Klassischen Sekundenphänomen* wird das plötzliche vollständige Verschwinden von Schmerzen und, sofern anatomisch möglich, von funktionellen Beschwerden unmittelbar nach Störfeldanästhesie bezeichnet. Da diese Reaktion zum ersten Mal von *F. Huneke* festgestellt wurde, heißt sie auch *Huneke-Phänomen*. Die Beschwerdefreiheit muss bei odontogenen Herdgeschehen 8 Stunden, bei anderweitigen Störfeldern 20 Stunden anhalten und beim Wiederauftreten der Problematiken reproduzierbar sein. Eine passagere reaktive Aggravation wird als positiv gewertet.

Treten die alten Symptome wieder auf, muss an dieselbe Stelle gespritzt werden, hierbei sollte sich die das Wirkungsintervall steigern. Von einem *definitiven Sekundenphänomen* spricht man bei einem langfristigen Verschwinden der Beschwerden.

Tatsächlich versagt nach *P. Dosch* bei etwa 30-50% zahnherdverdächtiger Patienten der sog. *Huneke-Test* zum Nachweis von odontogenen Störfeldern mit Injektionen ans Periost über den Zahnwurzeln. Im Idealfall sind Test und Sekundenphänomen identisch.

Bei multiplen chronischen Beschwerden tritt ein klassisches Sekundenphänomen nur selten ein, jedoch lassen sich reproduzierbare Schmerzlinderung und Funktionsverbesserung erzielen. Man bezeichnet diese Form der Abmilderung als *Abortives Sekundenphänomen*.

Lässt sich ein immer wieder reproduzierbares Sekundenphänomen erzeugen, bei immer wieder auftretenden Rezidiven in annähernd gleichen Intervallen, stellt dies ein *Sekundenphänomen mit Rezidiv der Symptome* dar und gilt als Hinweis auf die Notwendigkeit einer chirurgischen Sanierung des Störfeldes.

Tritt nach Störfeldanästhesie allerdings Schmerzzunahme ein, so bezeichnet man dies als *Negatives Sekundenphänomen* und wertet es als Hinweis auf ein zusätzliches, bisher okkultes Störfeld.

Bei symptomatischer Lokalbehandlung kann mitunter das auslösende Störfeld akutisiert werden und seinerseits Lokalsymptome verursachen. Dieses wird dann zum *Starter-Störfeld* deklariert.


**Wirkungsprinzip der Neuraltherapie**

Wesentlich zum Prinzip der Neuraltherapie ist die Abhängigkeit der Funktionstüchtigkeit der Zelle von ihrer ATP-abhängigen *Natrium-Kaliumpumpe* und dem damit verbundenen Zellpotential. Diese dient im wesentlichen dem aktiven Transport von $Na^+$ aus der Zelle und $K^+$ in die Zelle in Abhängigkeit von der Permeabilität ihrer Membran. Verändern sich durch dysregulative Einflüsse Milieu und Natrium-Kaliumausgleich zu ungunsten des physiologischen Gleichgewichts, hat dies entsprechende Auswirkungen auf das *Zellpotential*. Dieses liegt als Ausdruck des Kaliumdiffusionspotential im *Ruhezustand* bei *90 mV*, pathologisch verändertes Gewebe z.B. im Sinne eines *Störfeldes* hat als Zellverbund nach *P. Dosch* jedoch ein *unter 90 mV* liegendes Membranpotential und ist damit von der allgemeinen "Stromversorgung" ausgeschlossen. Die der Neuraltherapie entsprechende gezielte Injektion von Procain führt an den Bereich der Zellschädigung, indem das Zellpotential auf etwa 290 mV angehoben wird, das Zellgewebe wird hierdurch hyperpolarisiert und damit anästhesiert bzw. im Sinne eines Anodenblocks blockiert. Durch den Abbau des Procain sinkt das Zellpotential in seinen physiologischen Optimalbereich ab, durch entsprechende Erinnerungsreize wird die Zelle wieder restituiert.

Hierzu konnte *A. Fleckenstein* nachweisen, dass *Procainderivate* die *Kalium-Natrium-Pumpe* dergestalt beeinflussen, dass das *zelluläre Membranpotential* abgedichtet wird.

*Procain* wurde 1905 von *A. Einhorn* und *E. Uhlfelder* eingeführt und zählt noch heute wegen seiner einfachen Synthese, guten Löslichkeit und Gewebsverträglichkeit sowie geringen Toxizität zu den meist verwendeten *Lokalanästhetika.*

Von *Ana Aslan* wurde Procain unter der Bezeichnung H3 in die Geriatrie eingeführt. Der positive Effekt beruht auf den Zerfallsprodukten p-Aminobenzoesäure und Diäthylaminoäthanol, die deutliche Vitalisierungen an Herz, Kreislauf und Nerven bewirken.


Lokalanästhetika wie z. B. Procain oder Lidocain verhindern, dass Schmerzreize zum Hypothalamus weitergeleitet werden. Dies geschieht unter Blockierung der Natriumkanäle, die auf einen Schmerzreiz hin Natrium in die Zelle infundieren lassen, was eine elektrische Erregung als Schmerzsignal zum Hypothalamus generiert. Sind jedoch die Kanäle blockiert, erlischt das Signal. Vasokonstringensfreie Anästhetika wirken zudem antiinflammatorisch und antiphlogistisch, beeinflussen die Blutgerinnung und wirken spasmolytisch.

In diesem Zusammenhang stellen sich immer wieder Fragen nach einer Optimierung von Wirkung und Verträglichkeit der Injektionsmaterialien. Ein Vergleich zwischen *Lidocain* und *Procain* erbrachte kein höheres Anaphylaxierisiko für Procain, wobei das Anaphylaxierisiko für Lidocain international als „extrem niedrig" eingestuft wird. Jedoch sollte wegen der besseren Steuerbarkeit und der erheblich geringeren Toxizität in der *Neuraltherapie nach Huneke* weiterhin dem Procain der Vorzug gegeben werden, da es in der Regel nicht auf Schnelligkeit des Wirkungseintritts und Länge der Wirkungsdauer des anästhesierenden Effektes ankommt. Diese sind im Gegenteil oft unerwünscht. Diskutiert wird die mögliche Überlegenheit des in den USA beliebten Chlor-Procains (Nesicain).

*H. F. Zipf* bezeichnete 1955 die neuraltherapeutischen Injektionen als langanhaltende Endoanästhesien durch Dodecylpolyäthylenoxydäther, indem er an künstlich beatmeten Meerschweinchen in Urethannarkose intravenös Dodecylpolyäthylenoxydäther verabreichte. Dadurch konnten normal erregte Lungendehnungsreceptoren je nach Dosis in ihrer Impulsakitvität partiell oder total gehemmt werden.

Die Veratrin-bedingte Dauerentladung ließ sich sofort beseitigen oder durch Vorausgabe der Stoffe blockieren. Die Aufhebung der Veratrinwirkung konnte auch gegenüber der Veratrinentladung von Herzdehnungsreceptoren an der Katze gezeigt werden. Die Wirkung setzte etwas später ein als bei Procain, die Wirkungsdauer betrug das 10–30 fache. Die i.v.-Grenzdosis lag tiefer als bei Procain.


Die Neuraltherapie hat sich in Deutschland nachhaltig etabliert, sie wurde 2003 von etwa 60% aller niedergelassenen Ärzte angewendet. Allerdings ist sie trotz einiger ernstzunehmender wissenschaftlicher Ansätze (*O. Bergsmann, HF Herget, G. Kellner, A. Pischinger, A. Rost,* u.a.) eine empirische Methode geblieben, von der im wesentlichen nur empirische Fallberichte und unkontrollierte Studien vorliegen. Grundsätzlich ist sie der Regulationsmedizin zuzuordnen, indem sie Lebensprozesse aufrechterhält und deren einwandfreies Funktionieren vermittelt. Sie reguliert den

Organismus mit dem Ziel der Herstellung normaler, physiologischer Verhältnisse, kompensiert Störungen und steuert Regenerationsprozesse durch Förderung der autonomen Selbstregulation, wobei sie Krankheiten nicht nur als auf das betroffene Organ oder Organsystem bezogene Einzelerscheinung begreift, sondern als Störung des Gesamtzustandes.

## PUBLIKATIONSREFERENZEN:

Die Abbildungen sind entnommen:
Abb.1: Hanzl, G. S.: Das neue medizinische Paradigma – Theorie und Praxis eines erweiterten
       wissenschaftlichen Konzepts. Karl F. Haug Verlag Heidelberg 1995 (nachträgl. koloriert)
Abb.2: Nogier, P. M. F.: Praktische Einführung in die Aurikulotherapie. Maisonneuve 1978
Abb.3: Becker, H.J: Kursunterlagen zum Praktikum: manipulative Therapien
Abb.4: Becker, H.J: Kursunterlagen zum Praktikum: manipulative Therapien

---

Bahr, F.R.: Akupressur-Erfolgreiche Selbstbehandlung bei Schmerzen und Beschwerden. Mosaik
Verlag 1976

Becker, R.O., Reichnaamis, M. et al.: Electrophysiological correlates of acupuncture points and
meridians. 1976, Psychoenergetic Systems 1:195-212

Bergsmann, O., Bergsmann, R.: Projektionssymptome. Fakultas Universitäts-Verlag 1997

Blechschmidt, E.: Beziehungen zwischen oberflächlichen und tiefen Beziehungsvorgängen. Internat.
Kongreß über Akupunktur in Praxis und Forschung. Mainz, Sept. 1981

Döring, E.: Karl R. Popper: „die offene Gesellschaft und ihre Feinde": ein einführender
Kommentar/Eberhard Döring. Schöningh Verlag, Paderborn. 1996

Dosch, P.: Lehrbuch der Nauraltherapie nach Huneke (Regulationstherapie mit Lokalanästhetika).
Karl F. Haug Verlag Heidelberg. 13. Aufl. 1989

http://lexikon.meyers.de/wissen/Manipulation abgenommen 30.11.2007

Focks, C., Hillenbrandt, N.: Leitfaden Traditionelle Chinesische Medizin – Schwerpunkt Akupunktur
Methoden, Diagnostik, Therapie. Gustav Fischer Ulm Stuttgart Jena Lübeck. 1. Aufl. 1997

Fritz, von, K.: Die ἐπαγωγή bei Aristoteles, München 1964 (Sitz.ber. Bayer. Akad. Wiss., philos.-hist.
Kl. 1964, H.3)

Häge, W.: Selbstheilungssystem ‚Angewandte mentale Radionik'. Radionik Verlag 2002

Han CS., Chou, PH., Lu, CC., Lu, LH., et al.: The role of central 5-HT in acupuncture analgesia. 1979,
Sci Sin 22 S.91-104

Heine, H.: Funktionelle Morphologie der Akupunktur. Akupunktur, Theorie und Praxis 1 (1988).

Herbert, J.D., S.O. Lilienfeld, J.M. Lohr, R.W. Montgomery, W.T. O'Donohue, G.M. Rosen, and D.F.
Tolin. in press. Science and pseudoscience in the development of Eye Movement Desensitization and
Reprocessing: Implications for clinical psychology. Clinical Psychology Review.

Hommel, R.H.: Elektroakupunktur nach Voll (EAV) als Beitrag komplementärer Medizintechnik zur
konventionellen Befunderhebung und Therapie. Lehrbrief der Geminus Akademie. Dortmund 2005

Hommel, H.R.: Integrative Verfahren der Regulationsphysiologie und Regulationsmedizin:
Homöopathie und Bach-Blütentherapie. GRIN Verlag 2008. ISBN: 978-3-640-17413-3

Hommel, R.H.: Kopfherddiagnostik. In: Leiner, D. (Hsgb.) Regulationsmedizin in Theorie und Praxis. Bd. 1. ML-Verlag 2006. ISBN: 3-88136-240-1

Hommel, H.R.: Propädeutik der Komplementärmedizin - Bio-psycho-soziales Modell in Komplementärer und Integrativer Biologie und Medizin. GRIN Verlag 2008. ISBN: 978-3-640-14670-3

Hommel, H.R.: Propädeutik der Komplementärmedizin - Kulturspezifische & Ethnotypische Verfahren: Traditionelle Europäische Medizin (TEM). GRIN Verlag 2008. ArchivNr.: V116210

Huf, H.: Die Wertigkeit des odontogenen Herdes. RegulationsMedizin 4, Heft 4 (1999), ML Verlag Uelzen.

Kampik, G.: Propädeutik der Akupunktur. Hippokrates Verlag Stuttgart. 3. überarb. U. erw. Aufl. 1997

Kellner, G.: Bau und Funktion der Haut. 1966, Dtsch. Z. f. Akup. 15:1

Kellner, G.: Nachweis der Herderkrankung und ihre Grundlagen. Die Therapiewoche 15/24 1965 1267 ff.
Köhler, M, Knop, U.: Akupunktur auf den Punkt gebracht. Raum & Zeit Nr.41/1989 S.59-66

Langevin, H.M., Churchill, D. L., Fox, J. R., Badger, G. J., Garra, B. S., Krag, M. H.: Biomechanical response to acupuncture needling in humans. J. Appl. Physiol. 91/2001 S. 2471-2478

Ludwig, W., Institut f. Biophysik Bad Horb; Hufeland-Journal 6/1991
Maret, A., Roth, L.U.: Akupunkturpunkte zeigen objektive (Erhöhung des Serumcortisols) und subjektive (De-Qi-Empfindung) Spezifität. acupuncture in medicine 5.1997

Melzack, R., Wall, P. D.: Pain mechanism. A new theory. Science 150/1965 S. 971-979

Melzack, R.: Neurale Schmerzmechanismen und Akupunktur-Analgesie. Akup.; Theor. U. Prax. 1, 1977

Mill, J. S.: A System of Logic, Rationative and Inductive. Being a Connected View of the Principles of Evidence, and the Methods of Scientific Investigation, I-II, London 1843, $^9$1875 (= Collected Works of J. S. Mill, VII-VIII, London/Toronto/Buffalo 1973)

Pischinger, A.: Das System der Grundregulation – Grundlagen für eine ganzheitsbiologische Theorie der Medizin. Neubearb. Von Heine, H., u. Mitarbeit v. Bergsmann, O., Perger, F. u. e. Einfhrg. V. Draczynski, G. Karl F. Haug Verlag Heidelberg. 8. erw. Aufl. 1990

Pomeranz, B., Chin, D.: Naloxone blocks acupuncture analgesia and causes hyperalgesia: endorphin is implicated. Life SCI (1976) 19, S.1757-1762

Porkert, M.: Die chinesische Medizin. ECON Verlag Düsseldorf Wien. 1. Aufl. 1982

Simons, D.G., Travell, J. G.: Myofascial Pain and Dysfunction. The Trigger Point Manual, 1983

Spranger, H.: Projektbeschreibung Fachkraft für regulative und integrative Heil- und Heil-Hilfsmethoden. LEB Nds., Wallenhorst 2007. http://www.online-health.org/studium/zert/regulationsbiologie.php abgenommen 30.11.2007

Trampisch, H.-J.: Pressekonferenz "Die gerac Akupunktur Studien". Berlin 21. Oktober 2004

Uexküll, von, Th.: An den Grenzen der Medizin. In: Die verordnete Krankheit. Nussbaum, H. (Hg.), Frankfurt/Main 1977

Van Nghi, N.: Hoang Ti  Nei King  So Ouenn. Medizinisch Literarische Verlagsgesellschaft Uelzen. 2. Aufl. 1996. Bd 1 u. Bd. 2

Veblen, Th.: The Engineers and the Price system. Kessinger Publishing. 2004

Waite, W.L., Holder, M.D.: Assessment of the emotional freedom technique: An alternative treatment for fear. The Scientific Review of Mental Health Practice 2003, 2(1) S. 20-26

Waldeyer, A.: Anatomie des Menschen – erster Teil Allgemeine Anatomie Rücken Bauch Becken Bein. WALTER DE GRUYTER 6. überarb. Aufl. 1969

Wells, St., Polglase, K., Andrews, H.B., Carrington, P., Baker, A.H.: Evaluation of a Meridian-Based Intervention, Emotional Freedom Techniques (EFT), for Reducing Specific Phobias of Small Animals. Journal of Clinical Psychology, Volume 59 (9) 2003, S. 943 - 966.

Wiener, N.: Cybernetics or Control and Communication in the Animal and the Machine. The MIT Press. 2nd Edition 1965

Zimmermann, M.: Gibt es eine physiologische Begründung der Akupunktur? Therapiewoche 28, 48 (1978) 9409-9415

---

**Anmerkung zur Erwachsenen-Bildung [Fachkraft Salutogenese / Fachkraft für angewandte Heil- und Heil-Hilfsverfahren] und zum post-gradualen Studieren und zur Erstellung der Eigenarbeiten (RE) :**

**A : Geben Sie in stark abstrahierter Form den für Sie wesentlichen Inhalt dieses Lernfeldes wieder und beschreiben Sie seine Besonderheiten.**
**B : Vermitteln Sie den Sachbearbeitern des Studiums Ihre eigene persönliche Kompetenz zu dieser hier beschriebenen Thematik.**
**C : Beschreiben Sie in kurzer Form, wie Sie sowohl die Thesen dieses Lernfeldes, als auch die Anti-Thesen aus Ihrer gedanklichen Disziplin in Ihre Denkweise und Praxis übersetzen könnten.**

**Unter Berücksichtigung starker Abstraktion stellen Sie Ihre Texte den für Sie zuständigen Tutoren vor.**

**URL: http://www.Online-Health.org**

**mailto: http://www.online-health.org/kontakt/index.php / Login mit Pw.**

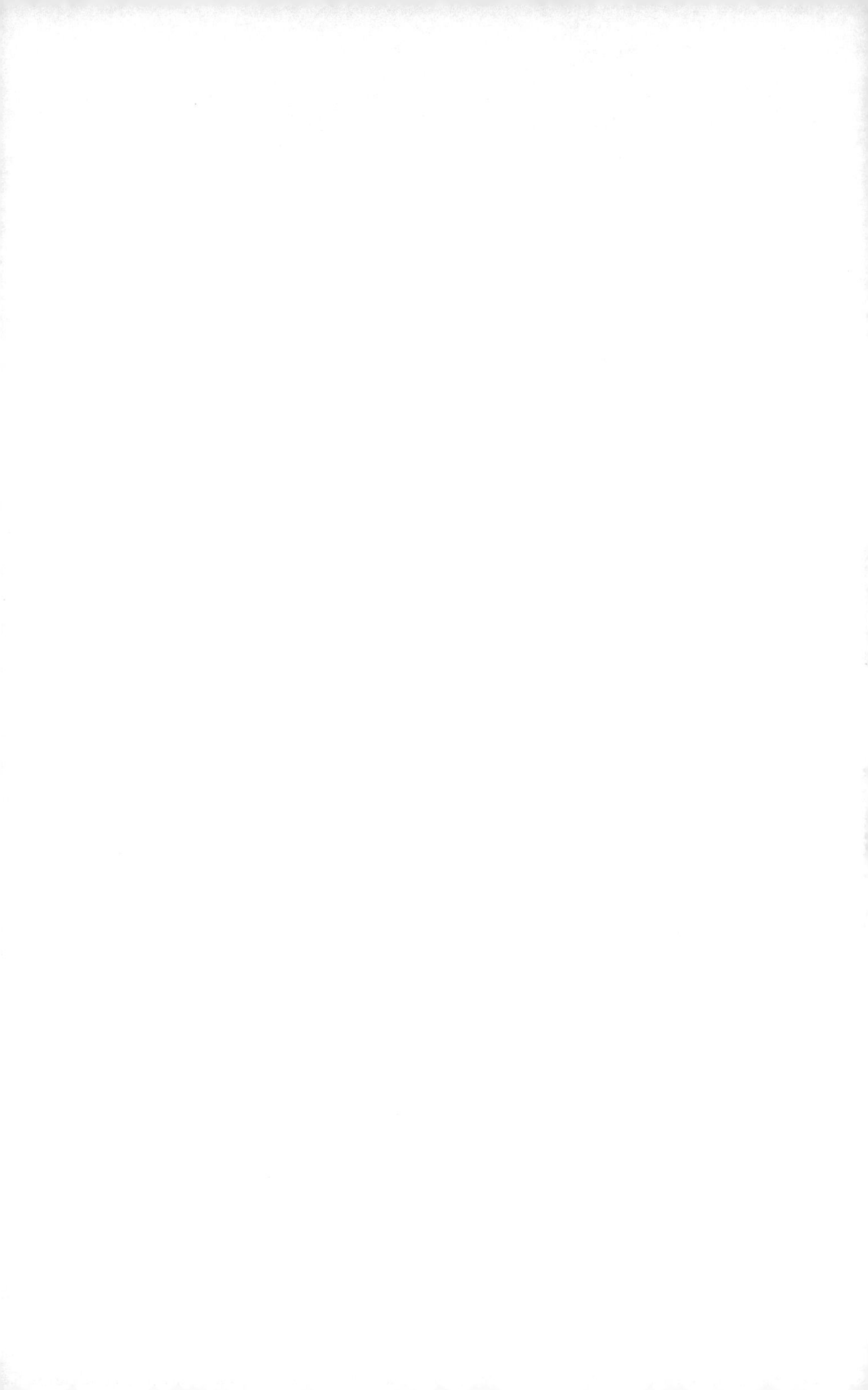